すぐに使える!

fMRIデータの脳活動・機能的結合性の解析

SPM, SnPM, CONNを使いこなす

付録 本書使用の解析用fMRIデータのダウンロードが可能

編著 **菊池吉晃**

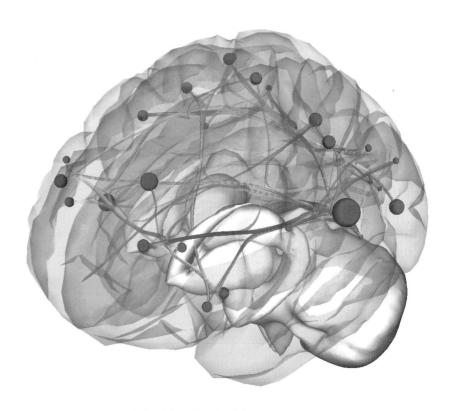

医歯薬出版株式会社

編著
菊池　吉晃　首都大学東京大学院人間健康科学研究科

著
則内まどか　首都大学東京大学院人間健康科学研究科
元村　祐貴　九州大学大学院芸術工学研究院
渡辺　　塁　東京医科歯科大学大学院医歯学総合研究科

This book was originally published in Japanese
under the title of :

Suguni Tsukaeru！fMRI Deta No Noukatsudou・Kinoutekiketsugousei No Kaiseki
SPM, SnPM, CONN Wo Tsukaikonasu
（Easy Guide to SPM, SnPM, and CONN : How to Analyze Brain Activity and Connectivity using fMRI Data）

KIKUCHI, Yoshiaki
　Professor, Department of Human Health Sciences
　Tokyo Metropolitan University

© 2019 1st ed.

ISHIYAKU PUBLISHERS, INC.
　7-10, Honkomagome 1 chome, Bunkyo-ku,
　Tokyo 113-8612, Japan

序

　今日，数ある非侵襲的脳機能イメージング法のなかでも，特に機能的磁気共鳴画像法（fMRI：functional magnetic resonance imaging）は最も信頼性が高く，基礎・臨床医学においてはいうまでもなく，心理学，工学，言語学などさまざまな領域において活用され，日々，脳機能に関する新しい知見が世界中の研究者によって報告されている．これに伴い，解析のためのソフトウェアも着実に進化・発展し，さまざまな解析法も開発されてきた．

　脳機能イメージデータの解析ソフトウェアのなかでも，特にSPM（Statistical Parametric Mapping）はSPM96として1997年にリリースされて以来，多くの研究者・科学者によってその信頼性が常に検証されバージョンアップを繰り返してきた．本書では，その最新バージョンであるSPM12を取り扱う．初めてSPM12にふれるユーザーはもちろんのこと，すでにSPM12を用いて脳イメージデータの解析を行っている研究者，大学教員や学生にも十分に役立つようにその内容を充実させた．すなわち，①具体的な解析手順とPC画面を並置することで，読者自身がご自分のPCで実際にfMRIデータ解析がすぐにできるように配慮した．②SPM12の一般的な脳活動解析についての詳細な解説はいうまでもなく，最近脳内ネットワークの解析において特に注目されているCONNを用いた機能的結合性（FC：Functional Connectivity）の解析や心理生理交互作用（PPI：PsychoPhysiological Interaction）の解析の手順についても，すぐに実践できるようにわかりやすく解説した．

　また，近年，パラメトリック検定を用いた脳科学論文における統計的誤謬の問題が指摘されて以来（Vul et al, 2009；Eklund et al, 2016），関連研究者による絶え間ない議論が繰り返されてきたが，いまだにこの問題が完全に解決されたとはいいがたい．せっかくデータをたくさん集めたのに，最後の仮説検定の段階で大きな壁が立ちはだかる現状は，脳機能研究に携わる私たちにとって，とても深刻な状況である．この問題をクリアできるひとつの有効な方法として，ノンパラメトリック検定法による脳イメージデータの解析を挙げることができる．本書では，このノンパラメトリック検定が簡単にできるSnPM13を取り上げ，あらためて「第3章ノンパラメトリック検定による脳活動の有意性検定」と章立てしている．SnPM13の手順についてもわかりやすく解説し，読者自身がご自分のfMRIデータにすぐ応用できるように配慮した．

2019年5月

菊池吉晃

Contents

すぐに使える！ fMRIデータの脳活動・機能的結合性の解析
SPM，SnPM，CONN を使いこなす

序 ··· i

脳活動性の解析

1章 SPM12によるfMRIデータ解析の基本／菊池吉晃 … 2

▶ **SPM12で解析するfMRIデータについて** ·· 2

▶ **前処理（Preprocessing）の意味** ·· 4

> **1** 脳機能画像の動きの補正 (Realignment) ·································· 4

> **2** 脳解剖画像の脳機能画像への登録 (Coregistration) ·············· 6

> **3** 脳解剖画像の分解 (Segmentation) ··· 6

> **4** 脳機能画像の標準化 (Normalisation) ····································· 6

> **5** 脳機能画像の空間的平滑化 (Smoothing) ······························ 6

▶ **一般線形モデルによる脳活動の定式化** ·· 7

▶ **コントラストの意味** ··· 10

▶ **脳活動の有意性検定** ··· 13

2章 SPM12によるfMRIデータの解析／則内まどか，菊池吉晃 … 15

▶ **SPM12の設定** ··· 15

> **1** SPM12をダウンロードする ··· 15

> **2** SPM12を起動する ·· 17

iv

▶ fMRIデータのディレクトリ構成 ································· 19

▶ 前処理（Preprocessing）································· 20

1 Realignment ································· 20

2 Coregistration ································· 25

3 Segmentation ································· 29

4 Normalisation ································· 31

5 Smoothing ································· 33

6 Batch処理について ································· 35

▶ 脳活動の個人解析（1st-level analysis）················· 43

1 fMRI model specification ································· 43

2 Model estimation ································· 49

3 コントラストの作成と結果の表現 ································· 50

4 脳活動の表現 ································· 56

▶ 脳活動の集団解析（2nd-level analysis）················· 61

1 集団解析のためのデザインマトリクス作成 ································· 61

2 推定（Estimation）································· 66

3 集団解析結果の表示 ································· 67

v

Contents

3章 SnPM13によるノンパラメトリック集団解析／菊池吉晃 … 71

▶ **SnPM13の設定** ……………………………………………………………… 71

▶ **SnPM13によるノンパラメトリック解析** ……………………………… 74

1 Specification ………………………………………………………………… 74

2 Computation ………………………………………………………………… 79

3 Inference …………………………………………………………………… 81

神経ネットワークの解析

4章 機能的結合（Functional Connectivity）解析／元村祐貴，菊池吉晃 … 90

▶ **機能的結合とは** ……………………………………………………………… 90

▶ **CONNについて** ……………………………………………………………… 91

▶ **CONNの設定** ………………………………………………………………… 92

▶ **セットアップ（Setup）** ……………………………………………………… 97

1 Basic ………………………………………………………………………… 97

2 Structural …………………………………………………………………… 98

3 Functional …………………………………………………………………… 101

4 Preprocessing ……………………………………………………………… 104

5 ROIs ………………………………………………………………………… 108

6 Conditions ………………………………………………………………… 112

7 Covariates 1st-level ⋯⋯⋯⋯⋯⋯⋯⋯⋯⋯⋯⋯⋯⋯⋯⋯⋯⋯⋯⋯⋯⋯ 112

8 Covariates 2nd-level ⋯⋯⋯⋯⋯⋯⋯⋯⋯⋯⋯⋯⋯⋯⋯⋯⋯⋯⋯⋯⋯ 116

9 Options ⋯⋯⋯⋯⋯⋯⋯⋯⋯⋯⋯⋯⋯⋯⋯⋯⋯⋯⋯⋯⋯⋯⋯⋯⋯⋯⋯⋯ 117

▶ デノイジング（Denoising）⋯⋯⋯⋯⋯⋯⋯⋯⋯⋯⋯⋯⋯⋯⋯ 120

▶ 機能的結合の個人解析（1st-level analysis）⋯⋯⋯⋯⋯ 125

▶ 機能的結合の集団解析（2nd-level analysis）⋯⋯⋯⋯ 129

1 ROI to ROI解析 ⋯⋯⋯⋯⋯⋯⋯⋯⋯⋯⋯⋯⋯⋯⋯⋯⋯⋯⋯⋯⋯⋯⋯ 129

2 Seed to Voxel解析 ⋯⋯⋯⋯⋯⋯⋯⋯⋯⋯⋯⋯⋯⋯⋯⋯⋯⋯⋯⋯⋯ 134

5章 PPI（Psychophysiological Interaction）解析／渡辺 塁, 菊池吉晃 ⋯ 140

▶ PPI解析とは ⋯⋯⋯⋯⋯⋯⋯⋯⋯⋯⋯⋯⋯⋯⋯⋯⋯⋯⋯⋯⋯⋯⋯ 140

▶ SPM12によるPPI解析 ⋯⋯⋯⋯⋯⋯⋯⋯⋯⋯⋯⋯⋯⋯⋯⋯ 142

1 Seedの設定 ⋯⋯⋯⋯⋯⋯⋯⋯⋯⋯⋯⋯⋯⋯⋯⋯⋯⋯⋯⋯⋯⋯⋯⋯ 144

2 回帰子の設定 ⋯⋯⋯⋯⋯⋯⋯⋯⋯⋯⋯⋯⋯⋯⋯⋯⋯⋯⋯⋯⋯⋯⋯ 152

3 デザインマトリクスの作成 ⋯⋯⋯⋯⋯⋯⋯⋯⋯⋯⋯⋯⋯⋯⋯⋯ 156

4 偏回帰係数の推定 ⋯⋯⋯⋯⋯⋯⋯⋯⋯⋯⋯⋯⋯⋯⋯⋯⋯⋯⋯⋯ 162

5 有意性の検定と結果の表示 ⋯⋯⋯⋯⋯⋯⋯⋯⋯⋯⋯⋯⋯⋯⋯ 164

付録：解析用fMRIデータの入手について ⋯⋯⋯⋯⋯⋯⋯⋯⋯⋯⋯⋯⋯ 172

索 引 ⋯⋯⋯⋯⋯⋯⋯⋯⋯⋯⋯⋯⋯⋯⋯⋯⋯⋯⋯⋯⋯⋯⋯⋯⋯⋯⋯⋯⋯⋯ 169

表紙デザイン 岡田克己

脳活動性の解析

Brain activity analysis

1章 SPM12によるfMRIデータ解析の基本
2章 SPM12によるfMRIデータの解析
3章 SnPM13によるノンパラメトリック集団解析

Chapter 1章 SPM12による fMRIデータ解析の基本

　本章では，第2章，第3章，第5章で使用するfMRIデータと実験の内容について説明する．fMRIデータの解析は，一般に，前処理（Preprocessing），個人解析（1次処理；1st-level analysis），集団解析（2次処理；2nd-level analysis）からなる．実際の解析手順は各章で解説するが，本章ではその基本的な内容について説明する．なお，第4章で使用するfMRIデータについては同章であらためて説明する．

▶ SPM12で解析するfMRIデータについて

　fMRIを用いた脳機能研究では，一般に20～30名の被験者を対象として実験を行うが，本書では，むしろfMRIデータの解析を体験することが目的なので，5名の右利きの健常成人被験者から得られたサンプルデータを用いることにする．

　タスクは，MRIスキャナーの中で液晶ゴーグルを通して動画に映し出される指挙げ運動を模倣してもらうこととした．図1-1のように，被験者から見て2種類の視点（1人称視点あるいは3人称視点）で，2種類の手（右手あるいは左手）の2種類の指（人差し指あるいは中指）が挙がる動作を動画として被験者に提示した．被験者には，挙がった指と同じ指（ただし，被験者は右手を用いる）で，なるべく速く正確に同じ動作を模倣してもらった．

　1試行は，図1-2のような5秒のシーケンスからなる．「視点」と「手」の条件を固定した20試行をまとめて1ブロックとし（図1-3），4種類のタスクブロックを図1-4のように時間軸上に配列した．すなわち，「1人称視点右手運動（1PP_right）」，「1人称視点左手運動（1PP_left）」，「3人称視点右手運動（3PP_right）」，「3人称視点左手運動（3PP_left）」をそれぞれ100秒

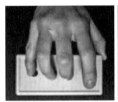
3人称視点右手運動

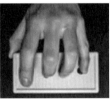
3人称視点左手運動

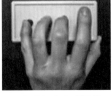
1人称視点左手運動

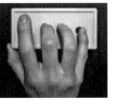
1人称視点右手運動

図1-1
fMRI実験における4種類の条件．「1人称視点右手運動（1st person perspective right hand：1PP_right）」，「1人称視点左手運動（1st person perspective left hand：1PP_left）」，「3人称視点右手運動（3rd person perspective right hand：3PP_right）」，「3人称視点左手運動（3rd person perspective left hand：3PP_left）」を動画で被験者に提示し，被験者は，右手で動画と同じ指挙げ動作を行う．

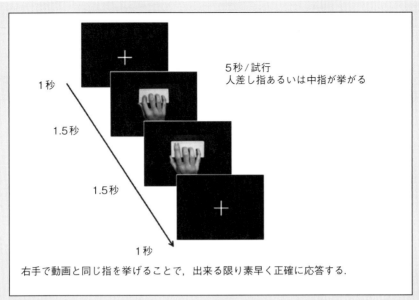

図1-2
fMRI実験における単位試行．1試行は，1秒間の固視点（「＋」）提示，1.5秒間の手の静止動画，1.5秒間の指挙げ動作の動画，1秒間の固視点（「＋」）提示からなる．

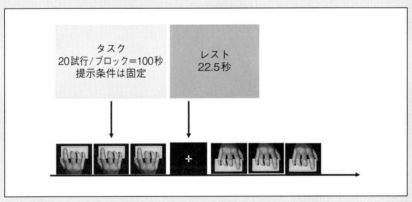

図1-3
視点と手の条件を固定した，指上げ動作だけが異なる単位試行を20回繰り返すことを1タスクブロックとした．タスクブロックと次のタスクブロックの間は，22.5秒のレストとした．

（＝5秒×20試行）のタスクブロックとし，この4種類のタスクブロックの順序を被験者ごとに変えて提示した（**図1-4**）．

　fMRIデータは，Philips社製3.0TのMRI装置（Achieva Quasar Dual）を用いて，TR＝2.5sec,TE＝35msec，FA＝90°，FOV＝200×200mm^{2}というパラメータで計測した．側頭葉の底面から頭頂に至るまでの，スライス間隔3mm，1スキャン30枚の軸位断画像（axial image）を下から上へ（ascending），合計204スキャン撮像した．撮像時間は8分30秒（2.5秒×204スキャン）とした．また，fMRI撮像に続いて脳解剖画像（T1画像）を撮像した．この解剖画像は，前処理で用いることになる．

　ここで用いた実験デザインは，試行と試行との時間間隔が短く同じ条件の動画がまとまって1つのタスクブロックを構成していることから，ブロックデザインと事象関連デザインの混合

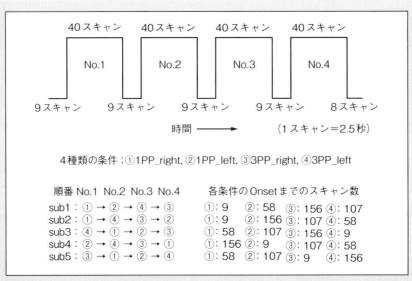

図1-4
fMRI実験で用いられたブロックデザイン．①1PP_rightは「1人称視点右手運動」条件，②1PP_leftは「1人称視点左手運動」条件，③3PP_rightは，「3人称視点右手運動」条件，④3PP_leftは，「3人称視点左手運動」条件を示す．4種類の動画は，被験者ごとに順序を変えて提示した．1タスクブロックは100秒（20試行×5秒＝100秒）からなる．

型の実験デザインと考えることもできるが，簡単のため，第2章ではブロックデザインとして扱い，fMRIデータに対して個人解析と集団解析を行う．第3章では，第2章で得られた個人解析の結果に対してノンパラメトリック集団解析を行う．いずれも，1人称視点での指挙げ模倣に比べて3人称視点での指挙げ模倣で有意に高い活動を示す脳領域を推定することを解析の目的とする．第5章では，同じデータに対して，PPI（Psychophyisological Interaction）の個人解析を1名の被験者（sub2）について行う．

▶前処理（Preprocessing）の意味

ブロックデザイン実験から得られるfMRIデータに対するSPM12による前処理は，一般に，❶Realignment（頭部の動きを補正する），❷Coregistration（脳解剖画像を脳機能画像に登録する），❸Segmentation（標準化処理を正確に行うために，脳解剖画像を灰白質，白質，脳脊髄液などに分割する），❹Normalisation（個々の脳機能画像データを標準脳に合致するように変形・調整する），❺Smoothing（脳活動の結果を得るためのフィルター処理を行う）の順序で行う．

❶ 脳機能画像の動きの補正（Realignment）

最初に行うことは，実験中の体動や心拍などによる頭部の動きの補正である．fMRI実験にかかる時間は通常10数分程度であまり長くはないが，被験者に実験中は動かないようにと教示しても，どうしても身体や頭が動いてしまうことが多い．課題によっては，本書のようにボタン押しなどの運動を行う場合もあるので，その運動と共に頭部も動いてしまうことが多い．「Realign」は，一般に2番目のスキャン以降のすべての脳機能画像を1番目の脳機能画像に合致するように，頭部の動きに伴う脳機能画像の「ずれ」を補正する処理である．「Realign」では，

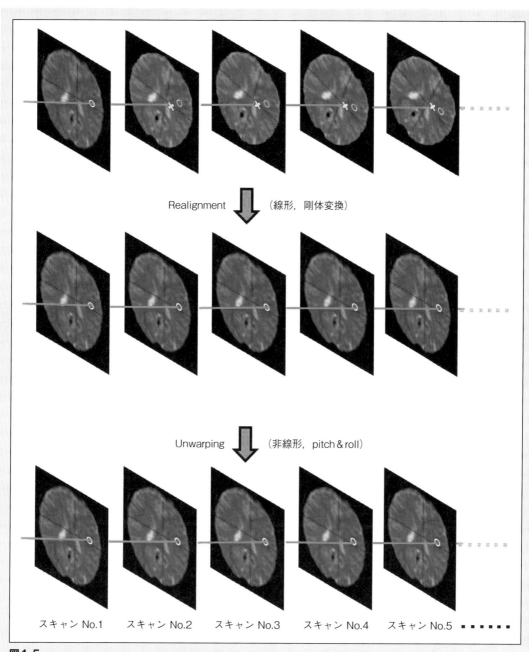

図1-5
RealignmentとUnwarpingによる脳機能画像の動きの補正処理

6個のパラメータ（x軸，y軸，z軸方向の平行移動，x軸を中心とした回転（pitch），y軸を中心とした回転（roll），z軸を中心とした回転（yaw））について最小2乗法による剛体変換（線型変換）を行う（**図1-5**）．また，「Unwarp」は，被験者の頭部が動くことで生じる磁場の不均一性による脳機能画像の「歪み」を補正するための非線形変換の処理である．これは，とくにpitchとrollについて処理がなされる（**図1-5**）．

2 脳解剖画像の脳機能画像への登録 (Coregistration)

あとの4で行う標準化の処理において，被験者の脳解剖画像（T1画像）とSPM12に用意されているMNI標準脳（T1画像）とを合致させるための変換マップを作成する必要があるので，ここでは，まず被験者の脳解剖画像をすべての脳機能画像の平均に合わせるための変換について計算処理を行っておく．この変換は，Affine変換（前述の剛体変換（平行移動と回転）に，ある方向は保ったまま別の方向にずらす変形（stretching）や拡大・縮小による変形（shearing）を加えた変換）によって行う．そして，両者がうまく合致しているかどうかについては，相互情報量（mutual information）を用いて評価する．「Coregistration」処理の結果は，脳解剖画像と脳機能画像との「Co-registration Joint Histogram」というグラフとして表示される（第2章の28頁，**図2-32**参照）が，このグラフで全体がぼやけているように見える場合は処理が不十分であり，正負の傾きをもつ2本のクリアな線が交叉して見える場合は，処理がうまくいっていることを示している．

3 脳解剖画像の分解 (Segmentation)

SPM12には，標準脳として，MNI（Montreal Neurological Institute：モントリオール神経学研究所）/ICBM（International Consortium for Brain Mapping）152が用いられている．さらに，この標準脳が6つの要素（灰白質，白質，脳脊髄液，頭蓋骨，軟部組織，空気）に分割された「TPM（Tissue Probability Map）」と呼ばれる脳構造に関する確率マップも用意されている．「Segmentation」は，被験者の脳解剖画像をこれらの6つの要素に分割する処理であり，この処理によって分割された画像ファイルには，被験者の脳解剖画像ファイル名の先頭に，「c1」，「c2」，「c3」，「c4」，「c5」，「c6」が付記されたファイルとして保存され，それぞれ，その被験者の脳の灰白質，白質，脳脊髄液，頭蓋骨，軟部組織，空気に対応している．

4 脳機能画像の標準化 (Normalisation)

「Normalisation」では，前述の分割処理された脳解剖画像がMNI標準脳TPMに合致するような変換マップが計算される（**図1-6**）．ここでは，線型変換（Affine変換）と非線形変換（Warping）の両方が用いられる．後者を用いることで，被験者の脳解剖画像を構成する個々のボクセルがTPMの個々のボクセルと比較されるので，数千の自由度での精緻な変換が可能となる．しかし，時にはこのような数学的処理が行き過ぎて脳回や脳溝などの実際の形からずれてしまうことがある（Overfitting）．そこで，SPM12には，この問題を解決するために「Regularisation」という処理機能が備わっている．これは，変換処理された脳解剖画像を「European brains」や「East Asian brains」という実際の標準脳テンプレートと比較し，実際の脳構造からあまりかけ離れないように調整する処理である．このような一連の処理によって，「Deformation Fields（ファイル名は「y_struct.nii」）」（第2章の32頁，**図2-42**参照）という標準化のための変換マップが作成・保存される（**図1-6**）．

5 脳機能画像の空間的平滑化 (Smoothing)

前処理の最終段階として「Smoothing」がある．これは，これ以前の一連の処理によって生じた様々な画像ノイズを取り除いたり，脳の個人差を緩和しRandom Field Theoryを用いた脳活動解析を行うためのフィルター処理である．ここで用いられるのが3次元ガウス型フィルターであり（**図1-7**），その空間的な幅を表す指標として「半値全幅」あるいは「半値幅」（FWHM：Full Width at Half Maximum）というパラメータがある．これは**図1-7**に示すよう

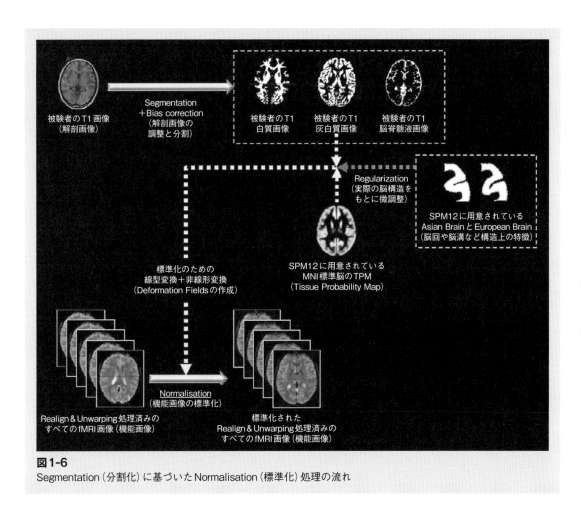

図1-6
Segmentation（分割化）に基づいたNormalisation（標準化）処理の流れ

に，ピークからの高さが半分になる所のフィルター幅のことである．FWHMの値は，一般にボクセルサイズの2～3倍程度の値とすることが多いが，扁桃体など脳の中でも小さな構造物の活動を評価したい場合などはボクセルサイズの1.5倍程度の小さな値にすることもある．**図1-7**のように，この値を大きくすればするほど，脳機能画像全体がぼやけて見えるようになる．これは，FWHMを大きくすればするほど画像が平均化され隣り合うボクセル同士の相関が高くなることを意味しており，その後の統計検定に大きな影響を及ぼし得るので，この値の決定には注意が必要である．

▶一般線形モデルによる脳活動の定式化

ブロックデザインは，一般に，何種類かのタスクブロックとその間のレスト（安静）からなる．そして，個々のタスクブロックは，それぞれの実験条件に対応している（**図1-3**）．このタスクブロック系列を後述するHRFで畳み込み積分した時系列が，脳活動を説明する回帰子（説明変数や独立変数とも言う）として設定される．**図1-8**には，実際，第2章における被験者1（「sub1」）と被験者2（「sub2」）について，4種類の条件（①1PP_right，②1PP_left，③3PP_right，④3PP_left）とそれぞれに対応する回帰子およびSPM12で作成されるデザインマトリクス（第2章の43頁，脳活動の個人解析（**1**））との関係が示されている．SPM12において，あるボクセルから計測されるfMRI信号は，これら複数の回帰子に重み（偏回帰係数）を掛けた項

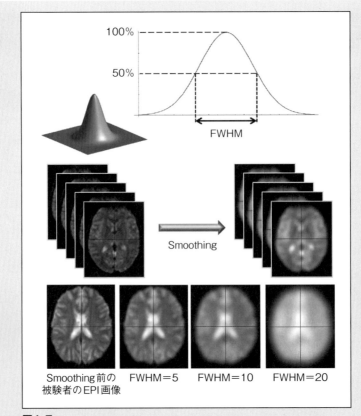

図1-7
Smoothing処理における3次元ガウス型フィルターのFWHMによる空間的平滑化の効果

の総和と，この総和だけでは説明できないノイズ項との和で定式化される．このモデルは一般線形モデル（GLM：General Linear Model）と言われており，(1)式で表される．

$$y(t) = \beta_1 \cdot x_1(t) + \beta_2 \cdot x_2(t) + \cdots \beta_n \cdot x_n(t) + e(t) \cdots (1)$$

ここで，$y(t)$はあるボクセルのfMRI信号，$x_i(t)$ $(i=1, 2, \cdots n)$は回帰子，β_i $(i=1, 2, \cdots n)$は偏回帰係数，$e(t)$はノイズを表す．

SPM12の処理プロセスの中で作成されるデザインマトリクス（第2章の48頁，**図2-87**参照）は，このようなGLMの回帰子の表現である（**図1-8**）．ちなみに，レストは説明変数には入れ込まないほうがよい．なぜならば，レストは，一般に実験者が被験者に対して「何もしないで安静にしていてください」などと教示するところではあるが，実際には被験者が最も自由な状態であり実験者のコントロールの及ばないノイズ（課題とは直接関係がないという意味で）の多いところだからである．

実際に計測されるfMRI信号は，ブロックデザインにおけるタスクブロック（**図1-4**参照）のような単なる矩形の波形にはならない．SPM12では，基底関数（basis function）という関数を，脳から出力される基本的な反応波形としてモデル化している．すなわち，この基底関数は，脳から出力されるインパルス応答（impulse response）のことである．インパルス（impulse）とは，日本語ではいわゆる「衝撃」のことであり，数学的には時間幅ゼロのデルタ関数（$\delta(t)=1$，t=0；

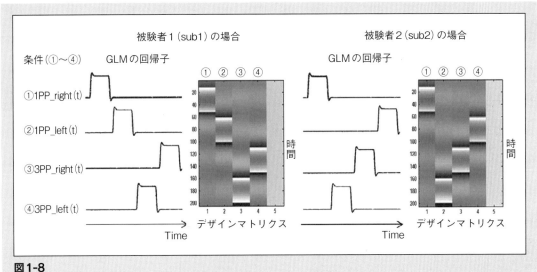

図1-8
被験者1と被験者2（第2章の48頁，図2-87参照）における，4種類の条件（①，②，③，④）とGLMの回帰子，およびSPM12のデザインマトリクスとの関係

$δ(t)=0, t≠0$）のことである．そして，インパルス応答とはあるシステム（system）にインパルスが入力（input）として入ってきた時にそのシステムから出てくる出力（output）のことである．これは，システム工学などでよく使われ，インパルス応答を見ることで，様々な入力に対してそのシステムがどのような出力を出すかを計算し予測することができる．動物実験などから，脳から計測されるfMRI信号が時間的にどのような変化を示すかが明らかにされているので，SPM12では，この反応波形に基づくHRFと呼ばれる関数を基底関数として用いている．

ここで，HRFとはHemodynamic Response Function（血液動態関数）のことで，言い換えると脳のfMRI信号のシミュレーション波形である．HRFは，刺激提示後4〜6秒でピークを形成し20〜30秒でベースラインに戻るというような時間変化を示す．このHRFを脳から出力されるインパルス応答と考えることにより，タスクブロックのような長時間にわたる刺激や課題によって，どのような反応波形が脳から出力されるかを計算することができる．この計算は，一般にHRFとタスクブロックとのコンボリューション（畳み込み積分：Convolution）と呼ばれている．ちなみに，逆の操作はデコンボリューション（逆畳み込み積分；Deconvolution）と呼ばれており，この操作によってfMRI信号からその出力原因となる元のインパルス系列に戻すことができる．後述する（第5章）PPI（Psychophysiological Interaction）の解析では，このインパルス系列のことを特に「神経活動（Neural activity）」と呼んでいる．このように，タスクブロックに関連して生じる脳からの反応予測波形をGLMの回帰子とするわけである．そして，対象とする脳領域のすべてのボクセルについて，このGLMから計算される反応予測波形と実際に計測されたfMRI信号の波形とが最もよく合致するように，それぞれの回帰子の偏回帰係数を計算する．このようにして求められた偏回帰係数の値がそのタスクに関連する脳活動の大きさを表しているのである．

▶コントラストの意味

前述の（1）式で偏回帰係数βの値が求まると，次に仮説検定を行うことになる．たとえば，ある条件（l）に比べて別の条件（k）で有意に高い活動を示す脳領域を検出するためには，帰無仮説 $\{H_0 : \beta_k = \beta_l\}$，対立仮説 $\{H_1 : \beta_k > \beta_l\}$ について検定すればよい．また，脳活動がkという条件で有意な活動を示す脳領域を検出するためには，帰無仮説 $\{H_0 : \beta_k = 0\}$，対立仮説 $\{H_1 : \beta_k > 0\}$ について検定すればよい．したがって，GLMを用いた帰無仮説は一般に以下のように表わすことができる．

$$H_0 : c_1 \cdot \beta_1 + c_2 \cdot \beta_2 + \cdots + c_n \cdot \beta_n = 0 \cdots (2)$$

$c_1,\ c_2,\ \cdots c_n$は整数

帰無仮説 $\{H_0 : \beta_k = \beta_l\}$ の場合，（2）式において，$c_k = 1$，$c_l = -1$，$c_i = 0 (i = 1, 2, \cdots, n ; i \neq k, l)$，$\{H_0 : \beta_k = 0\}$ は，$c_k = 1$，$c_i = 0 (i = 1, 2, \cdots, n ; i \neq k)$ とすればよい．SPM12では，このような条件間の比較をコントラスト（contrast）と呼んでいる．SPM12におけるコントラストは，後述するように（第2章の50頁，▶脳活動の個人解析**3**），この$c_i (i = 1, 2, \cdots, n)$のベクトル表現となる．

第2章，第3章および第5章で扱うデータは4条件からなるので，**図1-8**のようにこれらを回帰子とするGLMを考えればよい．すなわち，1番目の回帰子①は1人称視点右手動作の模倣（1PP_right），2番目の回帰子②は1人称視点左手動作の模倣（1PP_left），3番目の回帰子③は3人称視点右手動作の模倣（3PP_right），4番目の回帰子④は3人称視点左手動作の模倣（3PP_left）とし，それぞれを時間の関数$x_1(t)$，$x_2(t)$，$x_3(t)$，$x_4(t)$で表すと，この場合のGLMは（3）式となる．もちろん，これらの関数は，各条件に対応するタスクブロックとHRFとの畳み込み積分で求められる関数である．

$$y(t) = \beta_1 \cdot x_1(t) + \beta_2 \cdot x_2(t) + \beta_3 \cdot x_2(t) + \beta_4 \cdot x_4(t) + e(t) \cdots (3)$$

この式から，偏回帰係数β_1，β_2，β_3，β_4を求めることによって，様々な解析を行うことができる．このGLMにおいて，ある脳領域のfMRI信号$y(t)$が，3人称右手動作模倣条件で高い活動性を示し，他の条件では全く活動がないとすれば，$\beta_3 > 0$，$\beta_1 = \beta_2 = \beta_4 = 0$となる．あるいは，ある脳領域の活動が，1人称視点右手動作模倣に比べて1人称視点左手模倣条件で高い活動を示したとすると，$\beta_1 < \beta_2$となる．**図1-9**は，実際，被験者1（sub1；第2章参照）について，1人称視点右手動作の模倣条件（1PP_right）における脳活動の解析結果を示している（クラスタレベル，$p < 0.05$，FWE補正による）．透けて見えるグラスブレインに重ねて表示されている黒い領域は，この検定基準で有意な活動を示した脳領域である．赤い下向きの矢印と左の赤い点のグラフは，矢印の場所において計測されたfMRI信号の時間変化である．この条件に対応するGLMの回帰子（$x_1(t)$）がそのfMRI信号に重ねて表示されている（**図1-8**参照）．この図から，有意な活動を示さなかった白い領域のfMRI信号は回帰子と関係していないが（**図1-9上**），有意な活動を示した領域の信号は回帰子と高い相関を示していることがわかる（**図1-9下**）．第2章では，1人称視点模倣に比べて3人称視点模倣で有意に高い活動を示す脳領域を明らかにすることを目的とするので，ここでの帰無仮説は $\{H_0 : (\beta_1 + \beta_2) = (\beta_3 + \beta_4)\}$ となり，対立仮説は $\{H_1 : (\beta_1 + \beta_2) < (\beta_3 + \beta_4)\}$ となる．

SPM12を用いて，このようなコントラストについて検定を行う場合，一般に，個々の被験

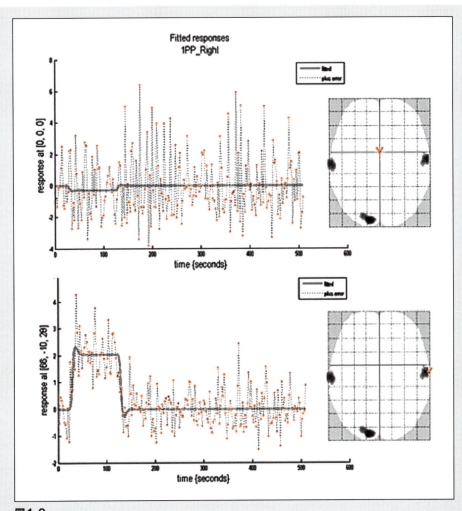

図1-9
1人称視点右手動作の模倣(1PP_right)条件における脳活動の解析結果(クラスタレベル,p＜0.05,FWE補正による).グラスブレインに重なった黒い領域は,この条件で有意な活動を示した脳領域.赤い下向きの矢印と左のグラフは,脳のその場所におけるfMRI信号.さらに,この条件に対応するGLMの回帰子がこのfMRI信号に重ねて表示されている.

者について個人解析(individual analysis)あるいは1次解析(1st-level analysis)を行った後,集団解析(group analysis)あるいは2次解析(2nd-level analysis)を行うことで,被験者集団の背後にある母集団について統計検定を行うことが多い.また,データの扱いについては,固定効果(fixed effects)と変量効果(random effects)の2種類がある.個人レベルでの解析は固定効果,集団レベルでは固定効果と変量効果としての解析がある.集団レベルにおける固定効果解析は,測定対象である被験者集団の平均的な脳活動を評価することを意味している.すなわち,ある被験者が他の被験者に比べて特に大きな脳活動を示す場合,固定効果の解析では,このたった1人のデータによって全体が大きな影響を受けてしまう可能性があるので注意が必要である.一方,変量効果解析では,単なる標本内におけるデータ評価ではなく,被験者集団の背後にある母集団について統計的に評価できるので,科学的なアプローチとして特に重要である.

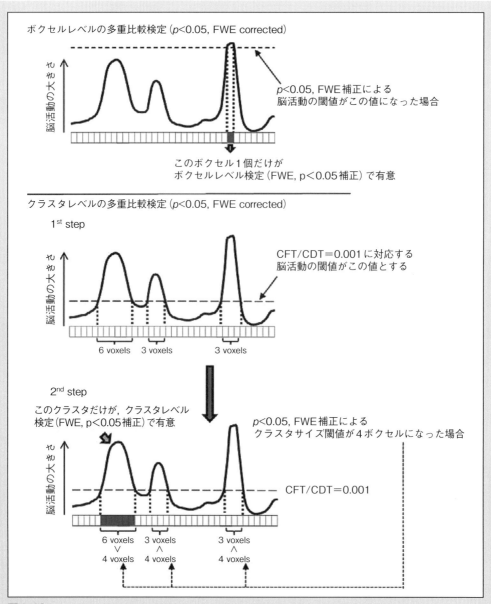

図1-10
p＜0.05, FWE補正に基づくボクセルレベルの検定とクラスタレベルの検定の説明図．単純にするため，脳は，図の様にボクセルが横に並んでいる単純な1次元構造をしているとし，太い実線は各ボクセルの活動の大きさを示しているとする．上図では，ボクセルレベルの閾値（p＜0.05, FWE補正）を超えたボクセルは，結果として1つのボクセルになったところを表している．一方，クラスタレベルの検定は，2つのステップからなる．まず，検定対象となるクラスタ群を新たに定義するために，脳活動の大きさについてCFTあるいはCDTと呼ばれる閾値を設定する．通常，これは0.001あるいはそれ以下の値にすることが多い．中間の図は，このような閾値の設定によって，6ボクセル，3ボクセル，3ボクセルというサイズの3つのクラスタが形成された様子を表している．下図は，この様にして形成されたクラスタの閾値（p＜0.05, FWE補正）を求めると4ボクセルになり，6ボクセルのクラスタだけが有意になったと判断される様子を示している．

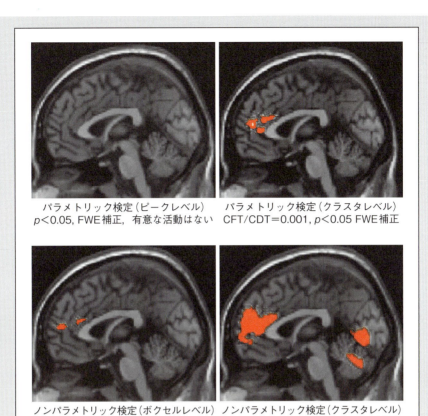

図1-11
第2章と第3章で得られた集団解析の検定結果（$p<0.05$, FWE補正）．ボクセル/ピークレベルおよびクラスタレベルのパラメトリック検定およびノンパラメトリック検定の比較．

▶脳活動の有意性検定

　SPM12で利用できる検定方法には，大きく分けると「uncorrected」と「FWE（Family Wise Error；corrected）」の2つがある．「uncorrected」は，脳の各ボクセルが独立であると仮定して行うボクセルレベルの検定で，1個のボクセルの有意水準はデフォルトで0.001に設定されている．そして，これは一般に「$p<0.001$, uncorrected」と表記される．一方，FWE補正はRandom Field Theoryに基づく補正で，有意水準はデフォルトで0.05に設定されている．これは「$p<0.05$, FWE corrected」あるいは「$p<0.05$, FWE補正」などと表記される．ここで，仮に解析対象となる脳領域が10,000個のボクセルからなるとしよう．そして，個々のボクセルは独立であると仮定する．有意水準5％でBonferroniの補正を適用してみると，ボクセル1個あたりの有意水準は$0.05 \div 10000 = 0.000005$になる．これは途方もなく小さな値であり，基準が厳しすぎて脳の活動はほとんど検出されなってしまう．実際の脳では，各ボクセルは独立ではなく，むしろ相互に相関するいくつかの領域からなっていると考えるのが自然である．そこで，SPM12では，前述（6頁，▶前処理（Preprocessing）の意味5）の「Smoothing」処理で近隣ボクセル間に相関を与えることによって，ボクセルよりも大きなサイズの新たな機能単位（リゼル，Resel：resolution element）を考え，Random Field Theoryを適用することによってこ

の問題をクリアしようとしている．リゼルは独立ではないがボクセルよりもサイズが大きく，当然脳内のその数は全ボクセル数よりも少なくなるので，検定基準は緩やかになることが理解できるだろう．SPM12では，この理論に基づいて，脳活動に関するピークレベルやクラスタレベルの多重比較検定（$p < 0.05$，FWE補正）が簡単にできるようになっている．しかしながら，これでも現実の実験データを扱うにはまだ厳し過ぎる場合がある．特に，脳全体（Whole brain）を解析対象とする場合には，ピークレベルの検定（$p < 0.05$，FWE補正）では有意な活動を検出することが困難になることが多い一方，ピークレベルの検定と比べると，クラスタレベルの検定は一般に緩やかであり有意な脳活動を検出しやすい．この検定では，まず検定対象のクラスタ群を定義するために，「Cluster Forming Threshold（CFT）/Cluster Defining Threshold（CDT）」と呼ばれる脳活動の大きさの閾値を設定する必要がある．そして，この閾値をクリアしたクラスタ群の中だけで，「$p < 0.05$，FWE 補正」によって多重比較検定を行う（**図1-10**）．一般に，CFT/CDTの値は$p = 0.001$あるいはそれよりも小さい値にしておくと，信頼のおける検定が可能であるとされている．ただし，クラスタレベルの検定なので，あるクラスタが有意だとしても，そのクラスタの中のどのボクセルが真に高い活動を示しているかについては言及できない．すなわち，空間分解能が高いとは言えないので，クラスタレベルの検定によって得られた結果について学術論文などで考察する場合には十分な配慮が必要である．

　ちなみに，SPM12に用意されているピークレベルやクラスタレベルにおける多重比較検定（$p < 0.05$，FWE補正）は，いずれもいわゆるパラメトリック検定でありRandom Field Theoryを基礎理論にしている．したがって，これらの検定方法をfMRIデータ解析に適用するためには，正規性などのいくつかの仮定が必要になるが，実際のfMRIデータではこの仮定が成立していないことが多い．特に，被験者数が少ない場合はほぼ正規性の仮定を満たしていない．これに代わる実際的に有効な検定方法として，いわゆるノンパラメトリック検定法がある．ノンパラメトリック検定は，データの分布型に関係なく適用できる．SPM12自体にこの機能は備わっていないが，SnPM13（第3章）というツールソフトウェアをSPM12のToolbox内にコピーすることで，簡単にノンパラメトリック検定ができるようになる．さらに，SnPM13を用いると，ボクセルレベルでもクラスタレベルでも容易に「$p < 0.05$，FWE 補正」の基準で多重比較検定を行うことができる．この詳細は第3章で説明する．

　図1-11には，同じfMRIデータ（第2章と第3章）について，これら4種類の方法を適用し集団解析を行った結果を示した．全く同じデータであるにもかかわらず，それぞれ特徴的な結果になっていることがわかる．これらの方法にはそれぞれ重要なポイントがあるので，それを正しく理解し，得られた結果について適切な解釈を行うことが重要である．

（菊池吉晃）

Chapter 2章 SPM12によるfMRIデータの解析

　本章では，SPM12を用いたfMRIデータ解析の実践について解説する．ここでの解析の目的は，1人称視点での指挙げ模倣に比べて3人称視点での指挙げ模倣で有意に高い活動を示す脳領域を推定することである．まず，SPM12をダウンロードし，本書付属の「Block Design」フォルダを自分のPCのCドライブに保存しよう．

▶ SPM12の設定

1 SPM12をダウンロードする

　SPMは，「Statistical Parametric Mapping」の略であり，脳機能画像解析用に作成された国際標準の代表的なソフトウェアである．しかも，フリーソフトウェアなので誰でも自由に無料で入手し，手軽に脳機能画像解析を行うことができる．SPMは，University College LondonのWellcome Department of Imaging NeuroscienceのKarl Fristonを中心にAndrew Holmes, John Ashburner, Jean-Baptiste Polineらが作成・更新を行っている．SPMは，これまで，SPM96，SPM99，SPM2，SPM5，SPM8，SPM12とバージョンアップしてきた．本章では，SPMの最新版であり，ツールなど周辺のソフトウェアなども充実しているSPM12の使い方について具体的なデータを用いて解説する．

　SPM12は，「https://www.fil.ion.ucl.ac.uk/spm/software/spm12/（2019年2月現在）」からダウンロードすることができる．このURLにアクセスすると，**図2-1**のようなトップページが表示される．「Introduction」の中に「The software is available after completing a brief download form」とあるので，この「download form」をクリックすると，**図2-2**のような登録用

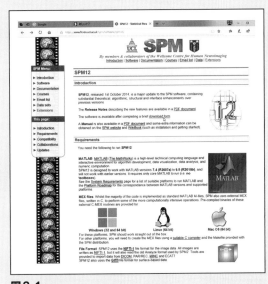

図2-1

フォームが表示される．ここで，ダウンロードしたいSPMのバージョン（本書では「SPM12」）をプルダウンメニューから選択する．さらに，データの種類（本書では「fMRI」），OS（本書では「Windows」を使用），MATLABのバージョン（本書では「2012a」を使用）に加えて，氏名，Emailアドレス，所属，国名，コメントなどの情報を書き込み，フォーム下にある「Download」をクリックする．すると，図2-3のような「Download SPM」の画面になるので，「http://www.fil.ion.ucl.ac.uk/spm/download/restricted/eldorado/spm12.zip」をクリックすると，SPM12のファイル一式が圧縮ファイルとしてダウンロードできる．ダウンロードの作業が完了したところで，この圧縮ファイルを解凍すると「spm12」というフォルダが作成されるので，本書では，これをそのままCドライブに移動して使用することにする（C：¥spm12）．

また，初回はもちろん，定期的にSPM12のバグの修正やプログラムの更新を行うことは欠かせない．そこで，図2-1のページ（https://www.fil.ion.ucl.ac.uk/spm/software/spm12/）に戻り，図2-4のように「SPM12 Updates」に表示してある「http://www.fil.ion.ucl.ac.uk/spm/download/spm12_updates/」をクリックし，表示されるバグ修正や更新用の圧縮ファイルを解凍し，このファイル一式をCドライブに設置してあるSPM12のフォルダ内に貼り付けておく．これらの作業によって，Cドライブの「spm12」というフォルダの中には，SPM12の動作に必要なファイル一式が揃ったことになる．

なお，図2-1の「Introduction」に表示してある「PDF document」をクリックすると，SPMの開発チームによって編纂されたSPM12のマニュアルを入手することができるので，ソフトウェアと共にこのマニュアルもダウンロードしておくことをお勧めする．後述するように，解析の際は，このマニュアルの内容がSPM12のBatch Editor内にも表示されるので参考にしていただきたい．

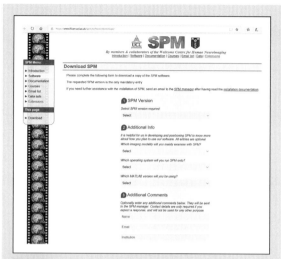

図2-2

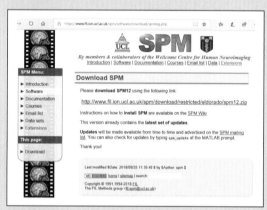

図2-3

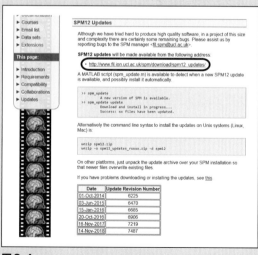

図2-4

2 SPM12を起動する

SPM12は，市販のソフトウェアであるMATLAB (The MathWorks, Inc. Natick, MA, USA) のバージョン7.4 (R2007a) から9.5 (R2018b) までの環境下で動作することが確認されている．MATLAB上でSPM12を動かすためには，SPM12が入っているフォルダ (「C：¥spm12」) にパスを設定する必要がある．パス設定の手順は以下である．

〈パス設定の手順〉

1 MATLABを起動し，MATLABのメニューの「ファイル」のプルダウンメニューから「パス設定」を選択する (**図2-5**)．

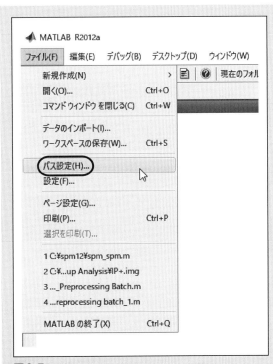

図2-5

2 すると，**図2-6**のように「パス設定」のウィンドウが現れるので，ここで「フォルダーを追加」をクリックする．

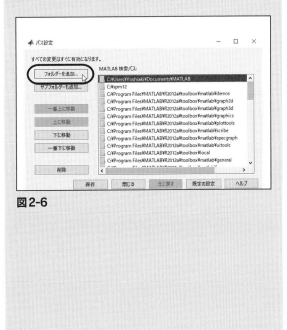

図2-6

3 そうすると,「フォルダーの参照」という
ウィンドウが立ち上がるので,SPM12
のフォルダ(ここでは,「C¥spm12」)を
指定して「OK」をクリックする(図2-7).

4 すると,パス設定のウィンドウに
SPM12のフォルダが追加されるので,
左下の「保存」をクリックした後,右側
の「閉じる」をクリックする.

　これで,SPM12が入っているフォル
ダ(「C:¥spm12」)へのパス設定が完
了したのでMATLABからSPM12を起
動することができる.次に,SPM12を
起動してみよう.

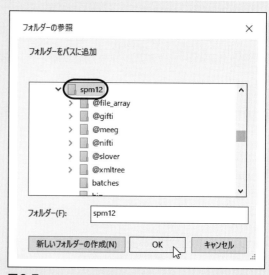

図2-7

〈SPM12の起動〉

1 まず,MATLABのコマンドウィンドウ
で,プロンプト(「>>」)の後に「spm」
と入力してEnterキーを押す(図2-8).

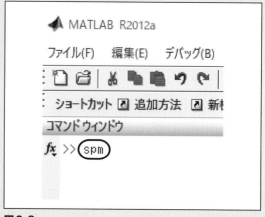

図2-8

2 すると,図2-9のようにSPM12のウィ
ンドウが表示されるので,「fMRI」をク
リックする.

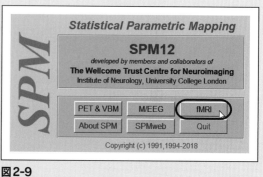

図2-9

3. そうすると，fMRI解析用（左上：Menuウィンドウ，左下：Interactiveウィンドウ，右：Graphicsウィンドウ）の3つのウィンドウが立ち上がる（**図2-10**）．なお，**図2-8**のMATLABのコマンドウィンドウで「spm fmri」と入力しEnterキーを押しても，この3つのウィンドウが立ち上がる．

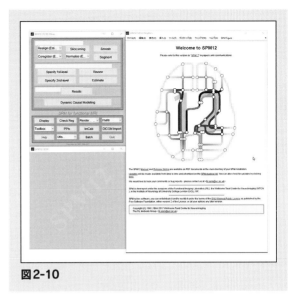

図2-10

▶ fMRIデータのディレクトリ構成

　本章で使用するfMRIデータのフォルダ配置は，**図2-11**のように，「Block Design」フォルダの下位フォルダとして，「Nonparametric Group Analysis」，「Parametric Group Analysis」，「sub1」，「sub2」，「sub3」，「sub4」，「sub5」が配置してある．前2つのフォルダは，それぞれ第3章と第2章で集団解析を行う際の作業用フォルダとして用意してあるので，最初は空フォルダとなっている．先頭に「sub」の付いたフォルダの下位には，さらに「EPI」，「T1」，「Work」というフォルダが配置されている．「EPI」フォルダには各被験者の脳機能画像データ「sub＊_001.nii,1〜sub＊_204.nii,1，＊は1〜5」(fMRIデータ，EPI画像)，「T1」フォルダには各被験者の脳解剖画像データ「sub＊_T1.nii,1，＊は1〜5」(T1画像)が入っている．「Work」フォルダは個人解析の各ステップで作成されるファイルを保存するための作業用フォルダとして用意してあるので，最初は空のフォルダとなっている．

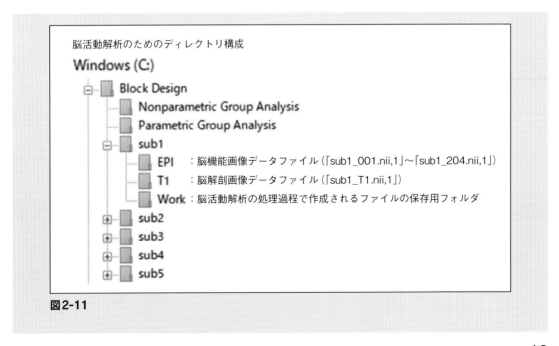

図2-11

▶前処理（Preprocessing）

1 Realignment

1 SPM12のMenuウィンドウの左上にある「Realign (Estimate)」の右の「∨」をクリックしてプルダウンメニューを開くと，4つの選択肢が出てくる（「Realign (Estimate)」，「Realign (Reslice)」，「Realign (Est & Res)」，「Realign & Unwarp」）ので，ここでは，「Realign & Unwarp」を選択する（図2-12）．

2 すると，図2-13のようなBatch Editorが立ち上がる．Batch Editorでは，「Current Module」ボックス内で必要なデータやパラメータの設定を行うが，「<-X」の表示は，必要情報の指定や入力が要求されていることを示している．また，一番下のボックスにはSPMマニュアルの内容が表示されるので，処理に関して不明な点はここで確認することができる．ここでは，まず「Realign & Unwarp」処理の対象となる脳機能画像データの登録を行うため，「Data<-X」をダブルクリックするか，「Data<-X」を選択して「Specify」をクリックする．

3 そうすると，「Session」という項目の下に「Images<-X」が現れ，処理対象となるすべての脳機能画像（EPI画像）を選択するよう指示される（図2-14）．ここでは，一人目の被験者（sub1）の脳機能画像が入っている「EPI」フォルダ（C：¥Block Design¥sub1¥EPI）に保存されているsub1のすべてのEPI画像（204スキャン）を選択する．まず，「Images<-X」をダブルクリックか「Specify」をクリックするすると，データ選択用ウィンドウが立ち上がる（図2-15）．

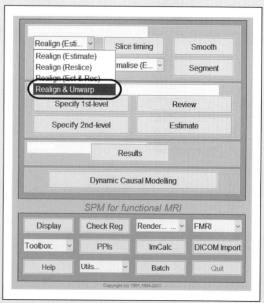

図2-12

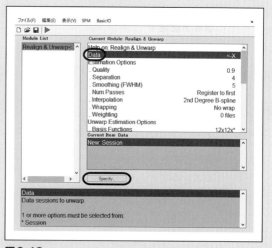

図2-13

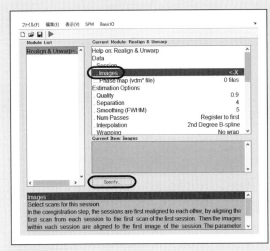

図2-14

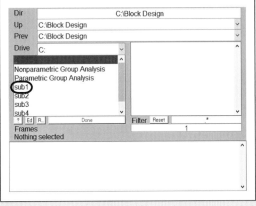

図2-15

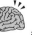 ここで、データ (ファイルやフォルダ) 選択ウィンドウ (図2-15) におけるフォルダの移動やデータの選択方法について説明しておこう。なお、本書では、フォルダやファイルの場所を記述する際に一般に用いられる「¥」を用いて表記することにする。ちなみに、SPM12上で「¥」を入力すると自動的に「\ (バックスラッシュ)」に変換される。

- 「Dir」には現在開いているフォルダの場所が示されている (図2-15では、「C:¥Block Design」となっている)。目的のフォルダのアドレスがわかっている場合は、ここに直接アドレスを入力し、Enterキーを押して移動することができる。たとえば、「C:¥Block Design¥sub1¥EPI」と入力しEnterキーを押すとsub1のEPIフォルダに移動できる。
- 「Prev」のプルダウンメニューを開くと、一度開いたフォルダのアドレスが表示される。目的のアドレスが表示されていれば、そこをクリックするだけで目的の場所まで移動することができる。
- 「Drive」のプルダウンメニューを開くとドライブ名が表示される。「Drive」の下のボックスには、現在開いているフォルダの中に含まれるフォルダやファイルの名前が表示されている。目的のフォルダをクリックするとその下の階層のフォルダに移動することができる。フォルダの中に保存されているファイルは、中段右のボックスに表示される。
- ちなみに、フォルダの選択を誤ってしまい、ひとつ上のフォルダに戻りたい時は、フォルダが表示されるボックス内にある「..」をクリックすればよい。たとえば、図2-16の状態から図2-15の状態に戻りたい時は、図2-16のEPIフォルダの上に表示された「..」をクリックする。
- 目的のデータファイルを選択するには、そのファイルが右側のボックスに表示された状態でクリックする。すると、そのファイルはウィンドウの下にある大きなボックスに移動するので、あとは「Done」をクリックすればよい。様々な名称のデータファイルが混在しているフォルダの中から目的のデータだけを表示したい場合は、後述する (**2**) フィルタリング機能 (「Filter」ボタン) を使用すると便利である。

4 つぎに，図2-15の状態からフォルダの階層を順に下って目的のEPIフォルダまで移動する．

　まず，図2-15の「sub1」をクリックし，さらに「EPI」をクリックすると（図2-16），目的のフォルダ「C：¥Block Design¥sub1¥EPI」に到達する（図2-17）．

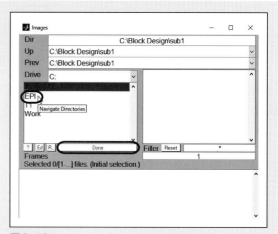

図2-16

5 図2-17を見ると，右側のボックスには，「EPI」フォルダに保存されているsub1の脳機能画像データファイル（「sub1_001.nii,1」～「sub1_204.nii,1」）が表示されている．このように目的のデータファイルだけがフォルダに保存されている場合は，右側のボックス内で右クリックすると，「Select All」という表示が現れるので，これをクリックすると（図2-17），そのフォルダに含まれているすべてのデータを下のボックスに一度に移動できる（図2-18）ので便利である．

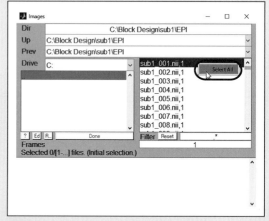

図2-17

6 これで，sub1の204スキャンすべて（「sub1_001.nii,1」～「sub1_204.nii,1」）が選択されたので，「Done」をクリックする（図2-18）．Batch Editorに戻ると，Session下の「Images」のところに「204 files」が登録されたことが確認できる（図2-19）．

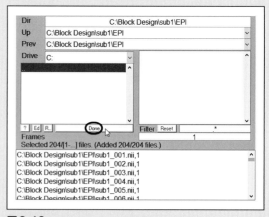

図2-18

以上の操作で,「Realign & Unwarp」処理に必要な情報が入力されたので, Batch Editor 左上のRunボタン (「▷」) が緑色のActiveな状態になる (**図2-19**).

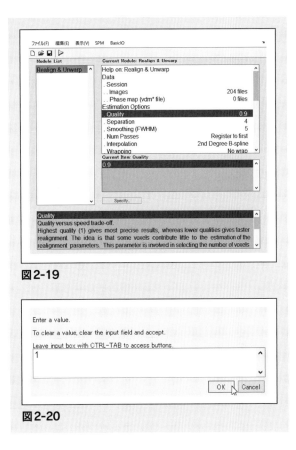

図 2-19

図 2-20

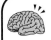

以下は,任意の設定項目である.
Estimation Options
- 「Quality」: デフォルトでは0.9に設定されている (**図2-19**).「Quality」と処理速度はトレードオフの関係にあるが, この値を1 (最大値) に変更することにより, より高精度の「Realignment」が可能である.「Quality」をダブルクリックすると**図2-20**のようなウィンドウが立ち上がるので, ここで「0.9」を「1」に変更してOKをクリックする (**図2-20**).
- 「Num Passes」: ここでは, デフォルト設定の「Register to first」を用いる (**図2-19**). 一般に, fMRIデータの場合は, 最初のスキャンで得られた脳機能画像データ (first image) に2番目以降の脳機能画像データを合わせることで動きの十分な補正ができる (第1章の5頁, **図1-5**参照).

Unwarping Reslicing Options
- 「Resliced images (unwarp)?」
「All Images+Mean Image」がデフォルト設定されているので, これを用いる (**図2-21**). これは,「Realignment」処理がなされたすべての脳機能画像の平均画像が計算され, その平均画像は「mean*」という名称のファイルとして保存されることを示している. したがって, ここでは,「meanusub1_001」という名称の平均画像ファイルが保存されることになる.
- Filename Prefix
「Realign & Unwarp」処理が完了したファイル名の先頭に「u」が付加されることを示している (**図2-21**). 任意の文字列に変更することもできる.

7 最後に，Batch Editor左上にある「▷」をクリックすると（**図2-21**），「Realign & Unwarp」の処理が始まる．この処理が始まるとSPM12のInteractiveウィンドウ（左下のウィンドウ）には処理の進行を示すプログレスバーが表示され，一連の処理が終了すると右のGraphicsウィンドウにその結果が表示される（**図2-22**）．上方には，各脳機能画像ファイルが順に表示されている．その下の2つのグラフは，いずれも横軸がスキャンの順番（「image」）で，上のグラフには，x軸，y軸，z軸方向のずれが，それぞれ青，緑，赤の線で，単位が「mm」で表示されている．下のグラフは，x軸を中心とした回転（pitch），y軸を中心とした回転（roll），z軸を中心とした回転（yaw）が，それぞれ青，緑，赤の線で，単位が角度（「degrees」）で表示されている．この例では，最後のほうの脳機能画像が最初の脳機能画像に対して，y軸方向に最大で0.3mm程度，x軸の回りの回転（pitch）で最大－0.4度程度ずれていることがわかる（**図2-22**）．

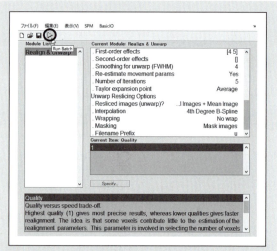

図2-21

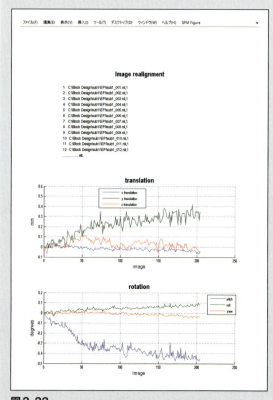

図2-22

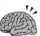　本書では1セッションの実験を例にとって解説しているが，セッションが複数ある実験の場合はセッションの数だけData（「Realignment」処理を行うEPI画像）を登録する必要がある．セッションを追加するには，「Current Module」ボックス内の「Data<-X」を選択したあと，下の「Current Item：Data」のボックスに現れる「New：Session」をクリックする．すると「Data」の下に新たな「Session」が追加されるので，2セッション目のデータも同様に登録する．「New：Session」を誤ってクリックしてしまった時は，「Current Items：Session」のボックスの下方にある「Delete：Session（*）」を選択すると，そのセッションを削除することができる．

さらに，処理が進行すると**図2-23**のような「Estimation of EPI deformation fields」が表示される．ここで表示される「deformation fields」とは，頭部の動きに伴う磁場の不均一性から生じる脳機能画像の歪み補正のための非線形変換マップのことである．特に，ここでは，このマップによってpitch（**図2-23**上）とroll（**図2-23**下）についての補正処理がなされる（第1章 図1-5参照）．

この「Realignment」の処理によって，先頭に「u」の付いたファイル（「usub1_*.nii,1」，*は001〜204）），その平均画像ファイル（「meanusub1_001.nii,1」），そして動きに関する6つのパラメータが記載されたRealignment Parameterファイル（「rp_sub1_001.txt」）が新たに作成され，sub1のEPI画像が保存されているフォルダと同じフォルダ（C：¥Block Design¥sub1¥EPI）に自動保存される．

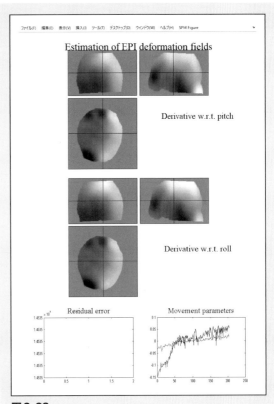

図2-23

2 Coregistration

1 Menuウィンドウの左上にある「Coregister (Estimate)」の右の「∨」をクリックしてプルダウンメニューを開くと，3つの選択肢（「Coregister (Estimate)」，「Coregister (Reslice)」，「Coregister (Est & Res)」）が見える（**図2-24**）．ここでは，「Coregister (Estimate)」を選択する（**図2-24**）．

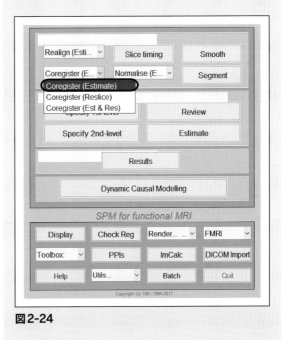

図2-24

2 すると，図2-25のようなBatch Editor が立ち上がる．ここでは，まず「Reference Image <-X」に，前述の「Realign & Unwarp」処理の結果として「C：¥Block Design¥sub1¥EPI」に保存されている脳機能画像の平均画像ファイル「meanusub1_001.nii,1」を指定する．そこで，「Reference Image」をダブルクリックするか「Specify」をクリックして，「C：¥Block Design¥sub1¥EPI」に移動する．そこで「meanusub1_001.nii,1」をクリックして（図2-26）下のボックスに移動したら，「Done」をクリックする．

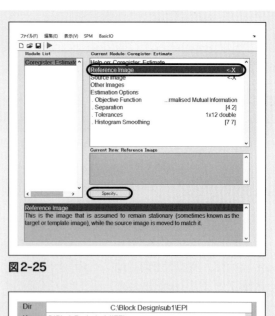

図2-25

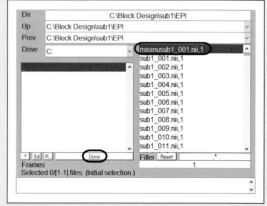

図2-26

ここで,「Filter」の説明をしておこう.先ほどの「Realign & Unwarp」処理の結果として保存されている「meanusub1_001.nii,1」を指定するためには,図2-26の状態で,Filterのボックス内「.*」の前に「mean」と入力しEnterキーを押す.すると,右のウィンドウに「meanusub1_001.nii,1」だけが見えるようになるので(図2-27),ここをクリックし,このファイルが下に移動したことを確認して,「Done」をクリックする(図2-28).すると,「Reference Image」のところに「C:¥Block Design¥sub1¥EPI¥meanusub1_001.nii,1」と表示され,先ほどのファイルがこの方法によっても入力されることが確認できる(図2-29).この機能は,特にフォルダ内に様々なファイルが混在している時に便利である.

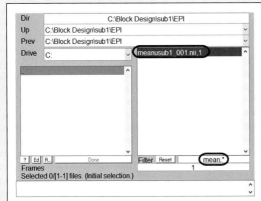

図2-27

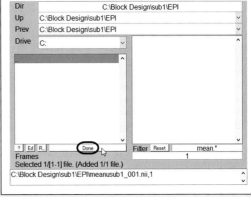

図2-28

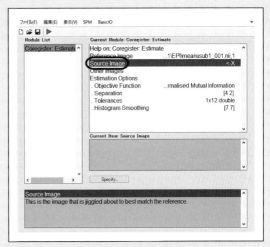

図2-29

3 次に,「Source image」としてsub1の解剖画像(「sub1_T1.nii,1」)を指定する.そのため,「Source Image<-X」をダブルクリックし(**図2-29**),「C:¥Block Design¥sub1¥T1」フォルダへ移動し,「sub1_T1.nii,1」を選択し,「Done」をクリックする(**図2-30**).図2-31では「Source image」に「C:\¥Block Design\sub1\T1\sub1_T1.nii,1」が指定されていることがわかる.

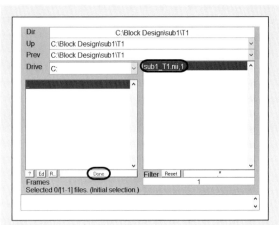

図2-30

4 「Estimation Options」の「Objective Function」は,デフォルトでは「Normalised Mutual Information」に設定されている(**図2-31**).これは,脳機能画像の平均画像(「meanusub1_001.nii,1」,EPI画像)と脳解剖画像(「sub1_T1.nii,1」,T1画像)との相互情報量を表しているので,ここではこれを用いる.

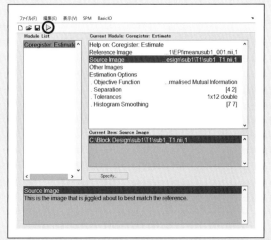

図2-31

5 「▷」をクリックすると(**図2-31**),「Coregister」処理が開始し,その進行が棒グラフや折れ線グラフとして表示される.処理の途中で,**図2-32**のような「Coregister」処理の結果が表示される.上には,「Coregister」処理前後の相互情報量が「Joint Histogram」として表示されている.左が処理前のJoint Histogram(Original Joint Histogram)で,右が処理後のJoint Histogram(Final Joint Histogram)となっている.また,左下の脳画像は脳機能画像の平均画像「meanusub1_001.nii,1」で,右下の脳画像は「Coregister」処理後の解剖画像「sub1_T1.nii,1」である.

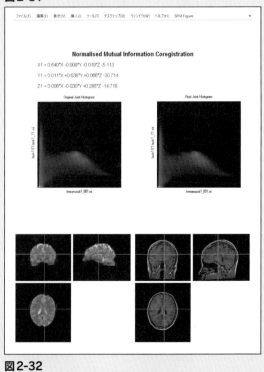

図2-32

3 Segmentation

1. Menuウィンドウの「Segment」をクリックすると（**図2-33**），Batch Editorが開くので，まず「Volumes＜-X」をダブルクリックして（**図2-34**），ここに「C：¥Block Design¥sub1¥T1」フォルダ内に保存されているsub1のT1画像（「sub1_T1.nii,1」）を指定して「Done」をクリックする（**図2-35**）．

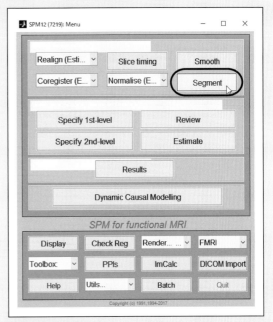

図2-33

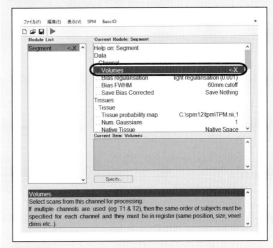

図2-34

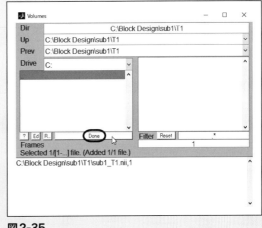

図2-35

2 次に,「Save Bias Corrected」を選択し,デフォルト設定されている「Save Nothing」を「Save Bias Corrected」に変更する.そのために,下のCurrent Itemの中に表示されている4つの選択肢の中から,「Save Bias Corrected」を選択する(図2-36).

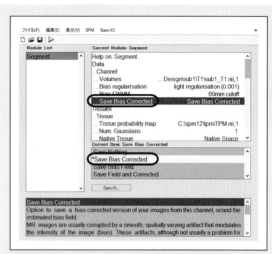

図2-36

3 さらに,「Affine Regularisation」をクリックし,デフォルト設定されている「ICBM space template-European brains」を,本書では被験者が日本人なので「East Asian brains」に変更する(第1章の6頁,**4**脳機能画像の標準化).そのためには,Current Item内の5つの選択肢の中から「ICBM space template-East Asian brains」を選択する(図2-37).

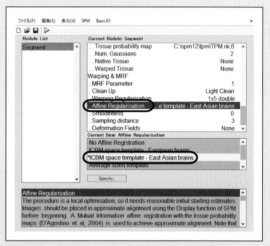

図2-37

4 最後に,次の「Normalisation」の処理で使用するための「Deformation Fields」を設定する.「Deformation Fields」とは,前述のように(第1章の6頁,▶前処理(Preprocessing)の意味**4**)標準化処理のための非線形変換マップのことである.ここで,デフォルト設定されている「none」を「Forward」に変えるため,Current Itemの4つの選択肢の中から「Forward」を選択する(図2-38).

5 「▷」をクリックすると,「Segmentation」処理が始まる.なお,この処理が終わってもGraphicsウィンドウの表示は特に変わらない.

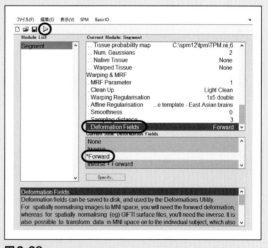

図2-38

4 Normalisation

1 「Normalise (Estimate)」のプルダウンメニューから「Normalise (Write)」を選択し(**図2-39**)，Batch Editorを立ち上げる．ここで，「Data＜-X」をダブルクリックすると(**図2-40**)，**図2-41**のように，「Deformation Field＜-X」と「Images to Write＜-X」が表示され，それぞれにファイルを指定するように要求される．

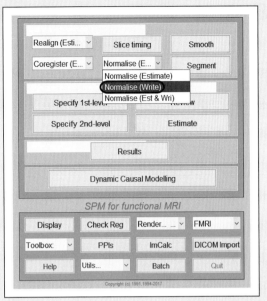

図2-39

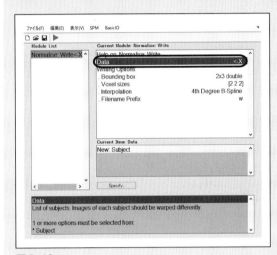

図2-40

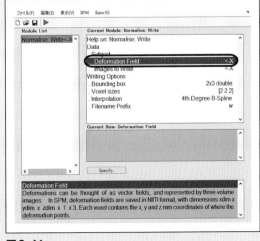

図2-41

2 sub1の「Deformation Filed」は，前述の「Segmentation」処理によって作成された標準化のための非線形変換マップである（第1章の7頁，図1-6参照）．このファイルは，解剖画像が保存されているフォルダ（「C：¥Block Design¥sub-1¥T1」）の中に，「y_sub1_T1.nii」という名称のファイルとして保存されているので，「Deformation Filed<-X」をダブルクリックし（図2-41），これを指定する（図2-42）．

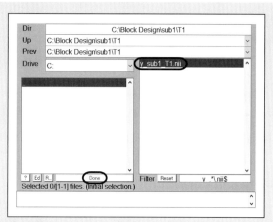

図2-42

3 次に，「Image to Write<-X」（図2-43）には，「Realign & Unwarp」処理によって作成された機能画像（先頭に「u」が付いているファイル）を指定する．そのために，ファイル選択画面内でsub1の「EPI」フォルダ（「C：¥Block Design¥sub1¥EPI」）の内部を表示し，Filterに「^u」と入力しEnterキーを押す．すると，右のボックス内には「usub1_001.nii,1」～「usub1_204.nii,1」だけが見えるようになる（図2-44）．ボックス内で右クリックすると「Select All」が見えるので，ここをクリックし，下のボックスにこれらのファイルがすべて移動したら，「Done」をクリックする．

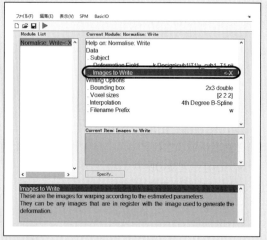

図2-43

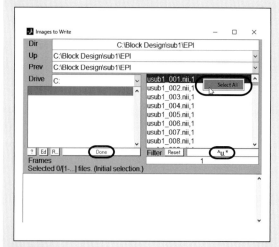

図2-44

4 その他のパラメータはデフォルト設定のままで,「▷」を押して「Normalisation」の処理を実行する. なお, 図2-45の「Filename Prefix」にあるように,「Normalisation」処理が完了したファイルの先頭には新たに「w」が自動的に付記される.

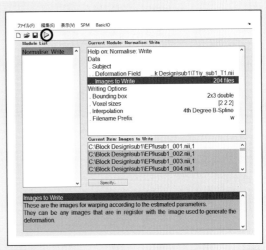

図2-45

5 Smoothing

1 図2-46のように,「Smooth」をクリックすると, Batch Editorに「Images to smooth<-X」が表示され(図2-47),「Smoothing」処理の対象となるファイルの指定が要求される. ここでは「Normalisation」処理後の脳機能画像(先頭に「w」が付いている)を指定する.

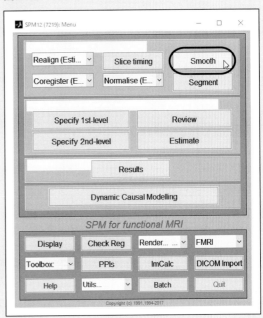

図2-46

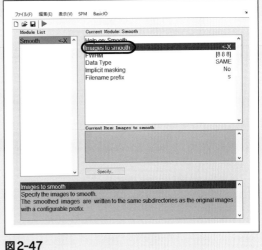

図2-47

2 そこで，sub1の「EPI」フォルダに移動し，ファイル選択画面のFilterに「^w」と入力し（**図2-48**），「wusub1_001.nii,1」〜「wusub1_204.nii,1」だけを表示し，ボックス内で右クリックし「Select All」によって（**図2-48**），これらをすべて下のボックス内に移動し，「Done」をクリックする．

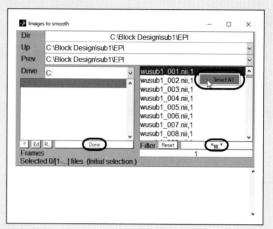

図2-48

3 その他のパラメータはデフォルト設定のままで，「▷」を押して「Smooth」処理を実行する．なお，**図2-49**の「Filename prefix」にあるように，「Smooth」処理が完了したファイルの先頭には「s」が自動的に付記される．

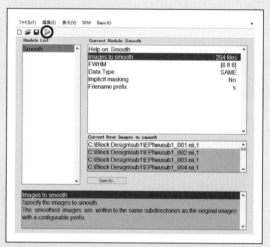

図2-49

6 Batch処理について

これまで「Preprocessing」のメニューをひとつずつ実行してきたが，fMRI研究では通常数10名の被験者データを処理することが多い．したがって，ひとつひとつのメニューをすべての被験者に対して実行することは効率が良いとは言えない．そこで，以下では，前述の前処理を一度に実行できる「Batch」処理について簡単に説明する．

1 図2-50のように，まずMenuウィンドウの「Batch」をクリックする．

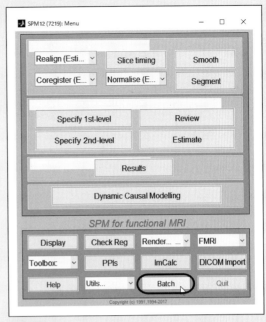

図2-50

2 Batch Editorが立ち上がるので，上部メニューの中から「SPM」を選択し，そこから「Spatial」，「Spatial」からさらに「Realign & Unwarp」を選択する（図2-51）．

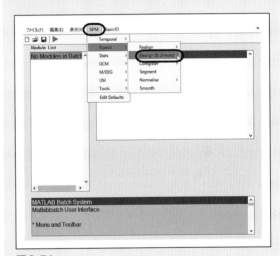

図2-51

3 すると,「Realign & Unwarp」処理の設定画面が表示されるので,前述 (20頁) の**1**Realignmentと同様に必要情報を入力する.すなわち,「Data<-X」をダブルクリックし「Images<-X」のところに「sub1_001.nii,1」〜「sub1_204.nii,1」を指定する.さらに,「Quality」の値を「1」に書き変え,その他はデフォルト設定のままにしておく (**図2-52**).

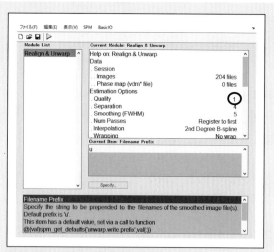

図2-52

4 次に,再び上部メニューの中から「SPM」を選び,「Spatial」から「Coregister」,「Coregister」からさらに「Coregister : Estimate」を選択する (**図2-53**).

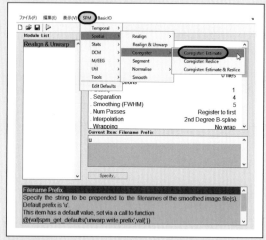

図2-53

5 Module Listに表示された「Coregister : Estimate」を選択すると,**図2-54**のように,右のボックス内に「Coregister : Estimate」の入力画面が出てくるので,以下の要領で必要な情報を入力する.

6 「Reference Image<-X」(**図2-54**) には,「C:¥Block Design¥sub1¥T1」の中に保存されている「sub1_T1.nii,1」を指定する.

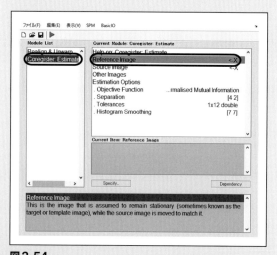

図2-54

7 「Source Image<-X」（**図2-55**）には，「Realign & Unwarp」処理後の脳機能画像の平均画像ファイル「meanusub1」を指定することになるが，この時点ではまだ「Realign & Unwarp」処理が完了していないので「meanusub1」はどこにも存在していない．このような場合には，まず「Source Image<-X」をクリックしたあと，Batch Editorの下の方にある「Dependency」をクリックする（**図2-55**）．

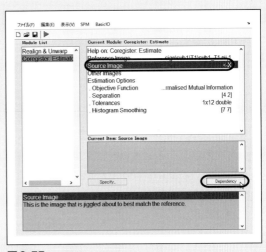

図2-55

8 すると，**図2-56**のようなウィンドウが立ち上がるので，この中に表示されている「Realign & Unwarp：Unwarped Mean Image」を選択し，「OK」をクリックする．

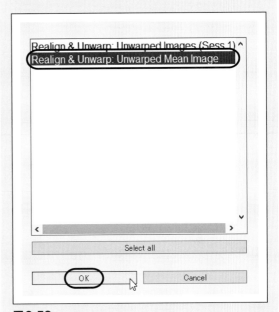

図2-56

9 次に，「Segment」処理のための設定を行う．**図2-57**のように，「SPM」から「Spatial」，「Spatial」から「Segment」を選択し，「Segment」処理欄に必要な情報を以下の要領で入力する．

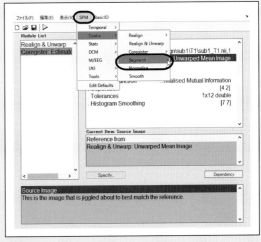

図2-57

10 まず「Volumes<-X」(**図2-58**) には「C：¥Block Design¥sub1¥T1」の中に保存されている「sub1_T1.nii,1」を指定する．また，「Save Bias Corrected」にデフォルト設定されている「Save Nothing」を「Save Bias Corrected」に変える(**図2-59**)．そして，「Affine Regularisation」でデフォルト設定されている「ICBM space template-European brains」を「ICBM space template-East Asian brains」に変える．さらに，「Deformation Fields」を「Forward」に設定する (**図2-60**)．その他は，デフォルト設定のままにしておく．

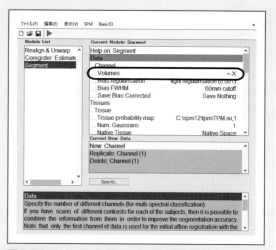

図2-58

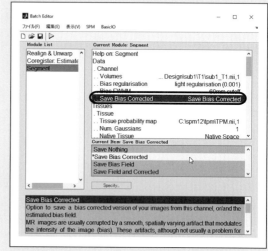

図2-59

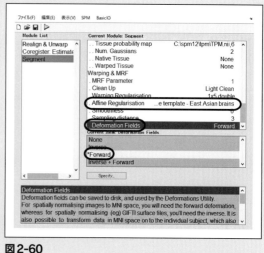

図2-60

11 同様に，「Normalise」処理の設定をするために，「SPM」から「Spatial」，「Spatial」から「Normalise」，そして「Normalise：Write」を選択する（**図2-61**）．

図2-62のようにModule Listの「Normalise：Write」を選択すると，入力画面が出てくる．「Data<-X」をダブルクリックし（**図2-62**），「Deformation Filed<-X」と「Images to Write<-X」（**図2-63**）に以下の要領で必要なファイルを指定する．

「Deformation Filed<-X」には，「Segment」処理で作成される「y_sub1_T1.nii」を指定することになるが，これもまだ計算されていないので「Dependency」をクリックする（**図2-63**）．

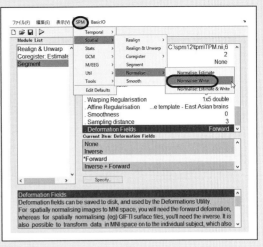

図2-61

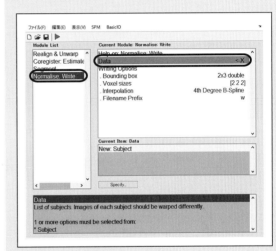

図2-62

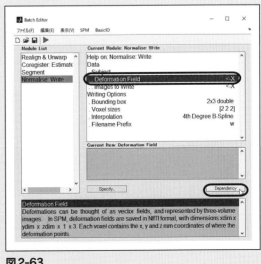

図2-63

12 すると，図2-64のように様々なファイル名が表示されるが，この中から「Segment：Forward Deformations」を選択し「OK」をクリックする（図2-64）．

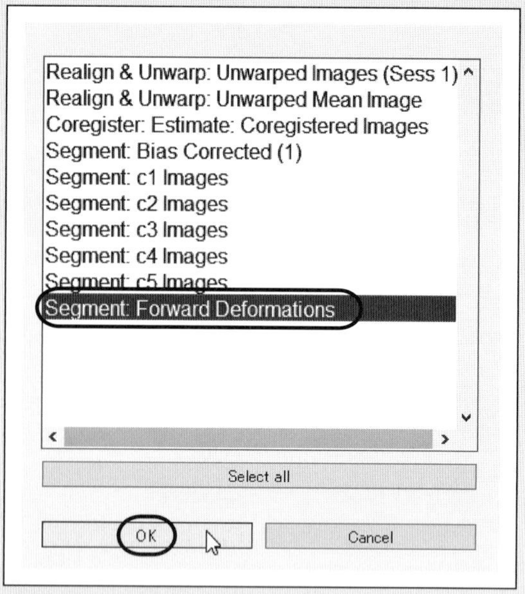

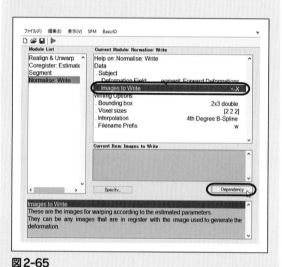

図2-64

13 次に，「Images to Write＜-X」（図2-65）を指定するが，これもまだ存在していないので，同様に「Dependency」をクリックする．そして，図2-66のように「Realign & Unwarp：Unwarped Images (Sess 1)」を選択し「OK」をクリックする．あとは，デフォルト設定のままにしておく（図2-67）．

図2-65

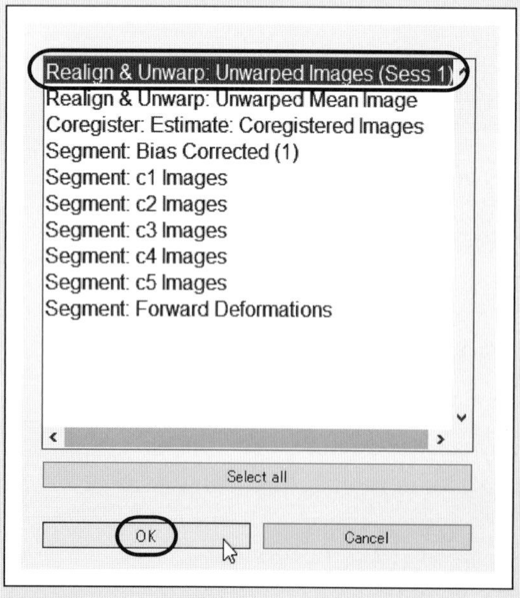

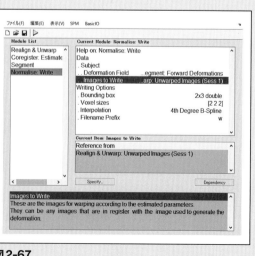

図2-66

図2-67

40

14 「Preprosessing」の最後の「Smooth」処理の設定を行うために，「SPM」から「Spatial」，「Spatial」から「Smooth」を選択する（**図2-68**）．**図2-69**の入力画面において，「Images to smooth<-X」に「wusub1_001.nii,1」〜「wusub1_204.nii,1」を指定することになるが，ここでも，これらのファイルはまだ存在していないので，「Dependency」をクリックする．そして，**図2-70**のウィンドウ中に表示されている「Normalise：Write：Normalised Images (Subj 1)」を選択し「OK」をクリックする．

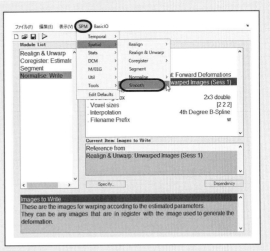

図2-68

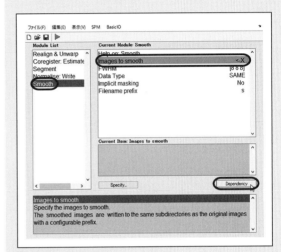

図2-69

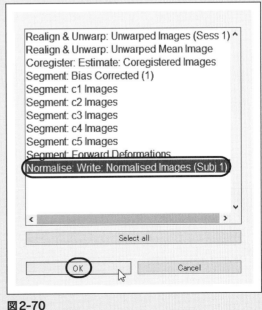

図2-70

⑮ これで,「Preprocessing」処理を一度に実行するための「Batch」ファイルが完成した(**図2-71**).この「Batch」を用いて,sub1のデータの「Preprocessing」を実行するためには,このBatch画面にある「▷」をクリックすればよい.すると,sub1についてのすべての前処理が自動的に実行される.

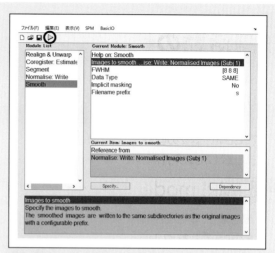

図2-71

⑯ Batchファイルの保存は,**図2-72**のように,上部メニューの「ファイル」から「Save Batch」を選択することで行う.なお,この「Batch」ファイルは,この段階では,「sub1」用に作成されたものなので,他の被験者にもこれを利用するためには,被験者固有の情報入力の欄は空欄にして保存しておいたほうが便利である.また,一度保存しておいた「Batch」ファイルを使用したい時には,「ファイル」から「Load Batch」を選び(**図2-72**),必要なBatchファイルを読み込めばよい.

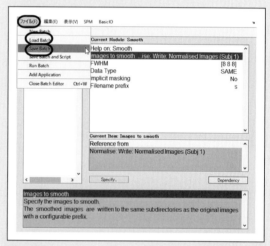

図2-72

▶ 脳活動の個人解析（1st-level analysis）

個人レベルでの脳活動解析の主な流れは，以下である．
(1) デザインマトリクス (Design Matrix) を作成し，前処理が完了した脳機能画像データをGLMに組み込む (fMRI model specification)．
(2) GLMの個々の回帰子の偏回帰係数を計算する (Model estimation)．
(3) 比較したい条件間のコントラスト (contrast) を作成し，統計検定を行う．

1 fMRI model specification

1 Menuウィンドウにある「Specify 1st-level」をクリックし（**図2-73**），Batch Editorを立ち上げる．

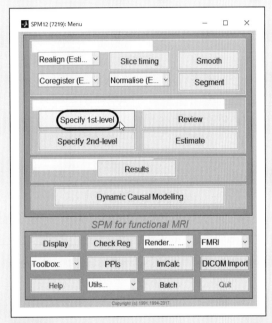

図2-73

2 まず，個人レベルでの脳活動解析の各過程で順次作成されるファイルを保存するフォルダを指定するため，「Directory <-X」をダブルクリックし，ファイル選択ウィンドウを立ち上げる．ここでは，事前に作成しておいた個人解析用フォルダ「Work」（C：¥Block Design¥sub-1¥Work）を指定し，「Done」をクリックする（**図2-74**）．

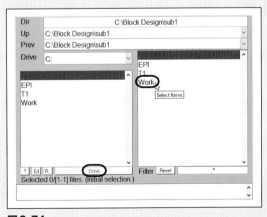

図2-74

3 次に,「Timing Parameters」の設定を行う.まず,「Units for design＜-X」では,タスクブロックの開始までの時間(Onset)の単位を「Scans(スキャン数)」か「Seconds(秒)」のどちらで入力するかを指定する.ここでは,Current Item：Units for designのボックス内から「Scans」を選択する(図2-75).

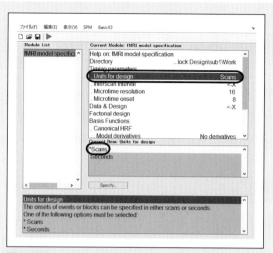

図2-75

4 さらに,「Interscan interval＜-X」に,単位「秒」で入力する(図2-76).これは,スキャン開始と次のスキャン開始との時間間隔のことであり,TR(Repetition time)(第1章の2頁,▶SPM12で解析するfMRIデータについて)に等しい.ここをダブルクリックすると入力ウィンドウが立ち上がるので「2.5」と入力し(図2-76),「OK」をクリックする.

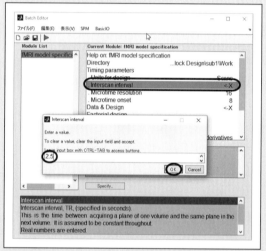

図2-76

5 次に,データ入力とデザインマトリクスの作成を行う.「Data & Design＜-X」をダブルクリックすると(図2-77),そのすぐ下に「Subject/Session」の入力項目が現れる(図2-78).

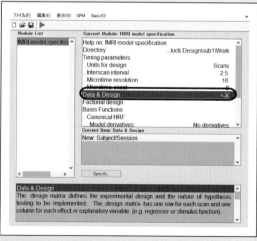

図2-77

44

6 データ入力を行うために「Scans<-X」を ダブルクリックすると(**図2-78**),ファイル選択ウィンドウが現れるので,sub1のEPIフォルダに移動し(**図2-79**),前処理が完了したファイル(「swusub1_001.nii,1」〜「swusub1_204.nii,1」)を選択する.ここでは前述のように,Filterに「^swu」と入力し,「Select All」(**図2-79**)で下のボックスに移動し,「Done」をクリックする.

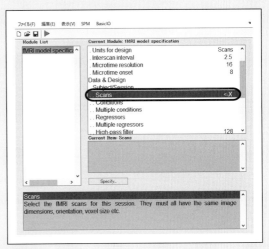

図2-78

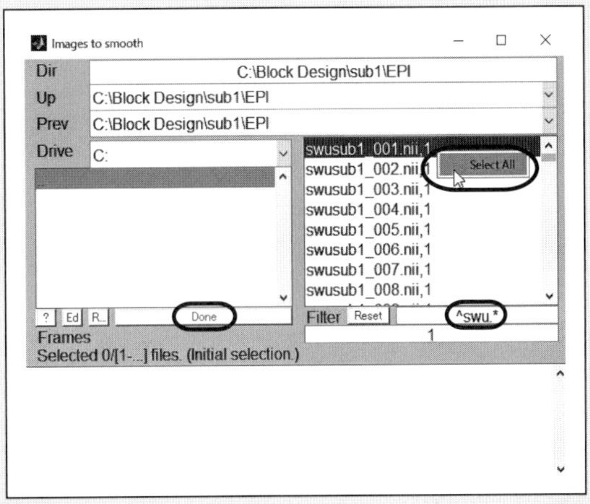

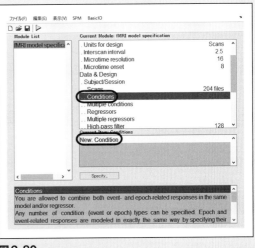

図2-79

7 次に,実験条件(Conditions)の設定を行う.「Conditions」をクリックすると下のCurrent Itemのボックスに「New:Condition」という項目が現れるので(**図2-80**,ここを条件の数だけクリックする.ここでは,「1PP_right」,「1PP_left」,「3PP_right」,「3PP_left」の4条件なので,「New:Conditions」を4回クリックする.すると,Batch Editorは**図2-81**のようになる.ここで,もし誤って「New:Conditions」を多くクリックしてしまった場合には,「Current Item」のボックスから「Delete:Condition(*)」をクリックすることで不要なConditionを削除することができる.

図2-80

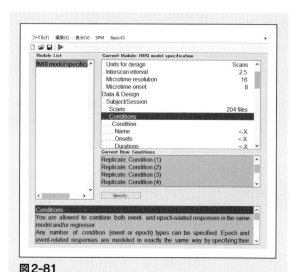

図2-81

8. まず,「1PP_right」についての条件設定を行う.「Name<-X」には条件名を入力する. ここをダブルクリックするとテキスト入力用のウィンドウが立ち上がるので, そこに「1PP_right」と入力し(図2-82),「OK」をクリックする.

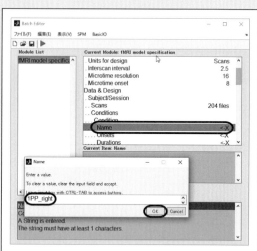

図2-82

9. 次に,「1PP_right」条件におけるタスクブロックの「Onsets<-X」に条件のタイミングを設定する. ここをダブルクリックするとテキスト入力用ウィンドウが立ち上がるので, そこにOnsetsのタイミングを先ほどの「Units for design」で選択した単位を用いてベクトルで入力する.「第1章の4頁, 図1-4, ▶ SPM12で解析するfMRIデータについて」に示したように, 撮像開始時点から「1PP_right」条件のOnsetまでのスキャン数は「9」なので, ここに「9」を入力する(図2-83). 一般にひとつの条件は複数のタスクブロックからなる場合が多いが, その場合には, それぞれのタスクブロックのOnset間に半角スペースを挿入して入力する.

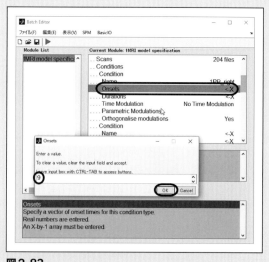

図2-83

46

10 次に，タスクブロックの時間幅「Durations＜-X」を設定する（**図2-84**）．ここをダブルクリックするとテキスト入力用ウィンドウが立ち上がるので，ここも「Units for design」で選択した単位「Scans」でブロックの時間幅を入力する．ここで，1ブロックは40スキャンからなっているので（第1章の4頁，図1-4）「40」と入力する（**図2-84**）．

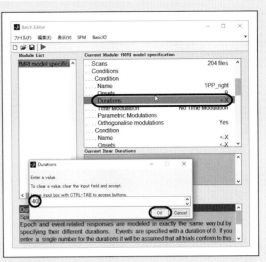

図2-84

11 同様に，「1PP_left」条件についても未設定項目を入力する．すなわち，「第1章の4頁，図1-4」に示したように，「Name」には「1PP_left」，「Onsets」には「58」，「Durations」には「40」と入力する（**図2-85**）．「3PP_right」条件については，「Name」に「3PP_right」，「Onsets」に「156」，「Durations」に「40」と入力する．そして，「3PP_left」条件については，「Name」に「3PP_left」，「Onsets」に「107」，「Durations」に「40」と入力すればよい（**図2-86**）．

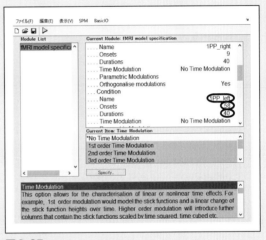

図2-85

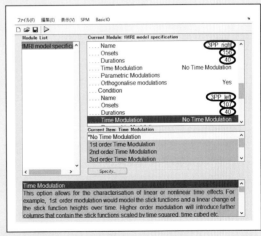

図2-86

12 以上の操作で，「fMRI model specification」の設定は完了したので，「▷」をクリックする．すると，Graphicsウィンドウにデザインマトリクスがグレースケールで表示される（**図2-87**）．このマトリクスには，左から「1PP_right」，「1PP_left」，「3PP_right」，「3PP_left」の回帰子が表示されている．ここでは，白く表示されている部分が大きな値に対応している．全体的には実験で設定したタスクブロックの系列に近いパターンに見えるが，HRFで畳み込んであるので微妙に異なっているのがわかる．右端の行には脳機能データのファイルが上から順に並んでいる．

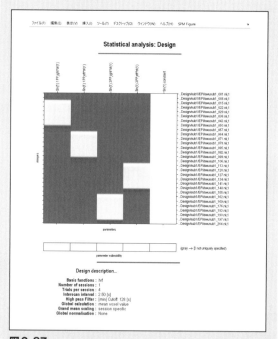

図2-87

SPM12では，さらに複雑なモデルを立てたり，実験に応じて各種パラメータの設定を変えることができる．その際，以下が利用できる．

・Parametric Modulations

「Condition」の下位項目で，課題の難易度や提示刺激の強度などのパラメータをGLMに組み込むと，それらと相関のある脳領域を推定することができる．

・Multiple regressors

「Subject/Session」の下位項目で，ここに「Realignment」処理の時に計算された頭部の動きのパラメータ「Realignment parameters」を追加の線形回帰子として入れ込むことで，その動きの影響を除去することができる．「Realignment parameters」を記載したファイルは，「rp_*.txt」という名前で被験者の「EPI」フォルダ内に自動的に保存されている．

・High-pass filter

ここでは，低周波雑音を除去するためのハイパスフィルターのカットオフ周期を設定する．fMRI信号はタスクと相関する成分とタスクとは無関係なノイズからなる．このノイズのうち，時間的に緩徐なノイズを取り除くための処理がこのフィルター処理である．デフォルトでは「128」と設定されているが，実験デザインなどを考慮して適切な値に設定する．このカットオフ周期の値は，一般にはタスクとレスト1周期分の時間の2倍程度が良いとされている．

・Basis Functions

デフォルトでは「Canonical HRF」が設定されているが，SPMには他の基底関数も用意されている．

・Serial correlations

デフォルトでは，1次の自己回帰（AR（1）：1st order autoregression）による補正を行うように設定されている．これはfMRI信号を時間的に平滑化する操作なので，ローパスフィルターの処理に対応する．一般に，この操作を行うと時間的に早いノイズが除去されると同時に，課題と相関の高い脳活動も検出されにくくなることもある．その場合には「none」を選択することもある．

以上の処理が終了すると，「fMRI model specification」に関する情報は「SPM.mat」ファイルとして，最初に指定しておいた脳活動の個人解析用フォルダ（C：¥Block Design¥sub1¥Work）内に自動的に保存される．

2 Model estimation

　ここでは，前述の「fMRI model specification」で作成された「SPM.mat」を用いて，GLMの各回帰子の偏回帰係数を計算する．ある脳領域における偏回帰係数の値はそこにおける脳活動の大きさと相関する．

1 Menuウィンドウの「Estimate」をクリックし（**図2-88**），Batch Editorを立ち上げる（**図2-89**）．

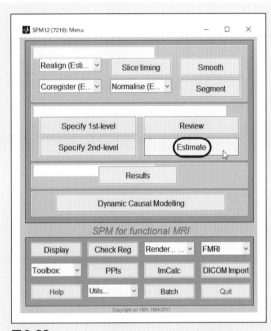

図2-88

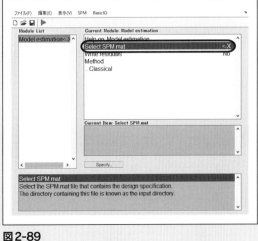

図2-89

2 ここで、「Select SPM.mat<-X」をダブルクリックすると（図2-89）ファイル選択ウィンドウが現れるので、前述の「fMRI model specification」で指定した個人解析用のフォルダ（C：¥Block Design¥sub1¥Work）に移動し、その中に保存されている「SPM.mat」ファイルを選択し（図2-90）、「Done」をクリックする。

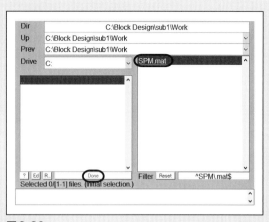

図2-90

3 ここで、「▷」クリックすると（図2-91）、「Estimation」の処理が行われる。この処理が完了しても、特にGraphicsウィンドウには結果は表示されない。

以上の処理が完了すると、「fMRI model specification」で作成・保存されていた元の「SPM.mat」ファイルは自動的に上書き保存される。

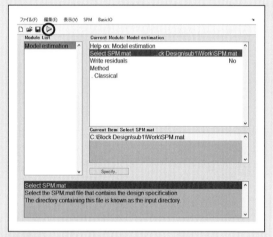

図2-91

3 コントラストの作成と結果の表現

1 Menuウィンドウ中央の「Results」をクリックする（図2-92）。

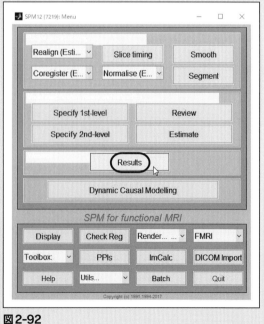

図2-92

2 ファイル選択ウィンドウが表示されるので、個人解析用のフォルダ(「C:¥Block Design¥sub1¥Work」)に移動し「SPM.mat」を選択して(**図2-93**)、「Done」をクリックする.

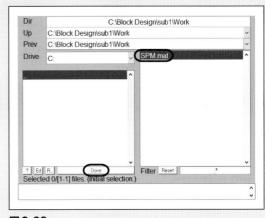

図2-93

3 すると、「Contrast manager」が立ち上がる(**図2-94**). ここで、比較したい条件間の「コントラスト」を作成する. 右側の図はデザインマトリクスであり、左から、「1PP_right条件」、「1PP_left条件」、「3PP_right条件」、「3PP_left条件」に対応している. はじめに、左下の「Define new contrast」をクリックする(**図2-94**).

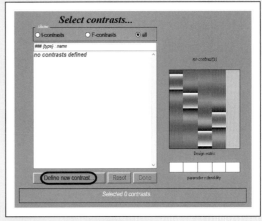

図2-94

4 すると、ウィンドウが切り替わる. ここでは、3PP条件において1PP条件よりも有意に高い活動を示す脳領域を推定する. すなわち、この場合の帰無仮説は「H_0：3PP条件での脳活動＝1PP条件での脳活動」であり、対立仮説は「H_1：3PP条件での脳活動＞1PP条件での脳活動」となる(10頁参照). そこで、ここでは「3PP vs. 1PP」という名称のコントラストファイル「t-contrast」を作成することにする.

5 まず，上段のテキスト入力ボックス「name」欄に「3PP vs. 1PP」と入力する（図2-95）．次に，「type」の項で「t-contrast」にチェックが入っていることを確認したら，中央の「contrast」の入力ボックスにカーソルを移動し，「-1 -1 1 1」（数値と数値との間には半角スペースを挿入）と入力する（図2-95）．ここで入力した「-1 -1 1 1」は，前述のように（第1章の10頁，▶コントラストの意味）「（3PP_right＋3PP_left）-（1PP_right＋1PP_left）」というコントラスト，すなわち「視点の主効果（3PP vs. 1PP）」を表す．

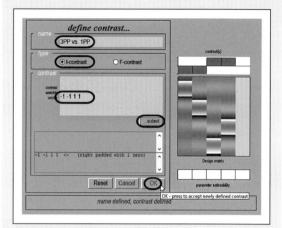

図2-95

6 さらに，右下の「…submit」をクリックすると，図2-95のように，右側のデザインマトリクス上方に表示されていた「no contrast(s)」の表示が「contrast(s)」に変わり，5で作成されたコントラストの係数が，正が上向き，負が下向きの棒グラフとして表示される．

7 ここで，「OK」をクリックする（図2-95）．

8 すると，元の「Contrast manager」の画面に戻る（図2-96）．ここで，中央のボックスに「001{T}：3PP vs. 1PP」と表示されるが，これは，これまでの手続きで作成されたコントラストの名称なので，これを選択して「Done」をクリックする（図2-96）．

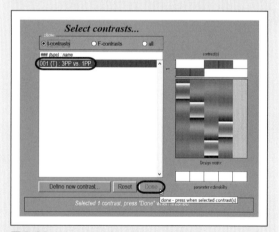

図2-96

9 すると，Interactiveウィンドウで，まず「apply masking」と聞いてくるが，ここでは特にmaskを用いないので「none」をクリックする（図2-97）．マスク(mask)は，全脳のうちある領域だけを解析したい場合などに利用することがある．

10 次に，「p value adjustment to control」でも「none」を選択する．すると，引き続き，「threshold{T or p value}」にデフォルト設定されている有意水準が「0.001」と表示される．ここでは，CFT/CDTを0.001として（第1章の14頁，▶脳活動の有意性検定），$p<0.05$，FWE補正によるクラスタレベルの検定（第1章の14頁）を行うことにする．したがって，とりあえずデフォルト設定のままEnterキーを押す（図2-97）．次に，「& extent threshold{voxels}」と表示されるので，ここでもとりあえず「10」を入力しておく（図2-97）．ちなみに，ここには，クラスタサイズの域値をボクセルの数で指定する．

11 これらを設定することによって，上記の条件を満たす脳活動がGraphicsウィンドウに表示される（図2-98）．ここには，ガラスのように透明な標準脳，すなわちグラスブレイン（「Glass brain」）に，10で設定した基準をクリアした脳活動がグレースケールで重ねて表示される（濃ければ濃いほど活動が大きい）．この表現はとくにMIP (maximum intensity projection)と呼ばれている．さらに，MIPの下のほうに「Statistics : p-values adjusted for search volume」と，脳活動の大きさや脳領域のMNI座標などの情報が表として表示される（図2-98）．

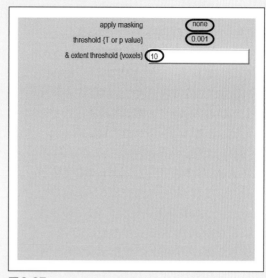

図2-97

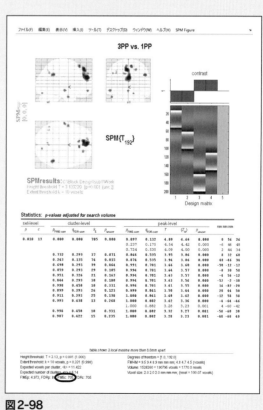

図2-98

12 これらの情報を基にして，あらためてCFT/CDTを0.001とした場合の$p<0.05$，FWE補正によるクラスタレベルの検定を行う．この検定を行うためには，まず**図2-98**の表の一番下に表示されている「FWEc」の値を読む．ここでは「705」となっているが，これは，すなわちクラスタレベル検定（$p<0.05$，FWE補正）におけるクラスタサイズの閾値が「705」であることを意味している（なお，このような計算値は使用するPCの機能により多少の誤差を生じ得る）．そこで，あらためて「Results」をクリックし，先ほどと同様に「SPM.mat」を選択し，同じコントラスト「3PP vs. 1PP」を指定し，「apply masking」と「p value adjustment to control」には「none」を選択し，「threshold{T or p value}」でデフォルト設定されている有意水準「0.001」はそのままで，「& extent threshold{voxels}」にあらためて「705」と入力し（**図2-99**），脳活動の結果を表と共に表示してみると，**図2-100**のようになる．

13 これが，クラスタレベル検定（$p<0.05$，FWE補正）の結果を表している．このように，この検定では，十分に大きなクラスタサイズのクラスタだけが有意なクラスタとして認められることになる．

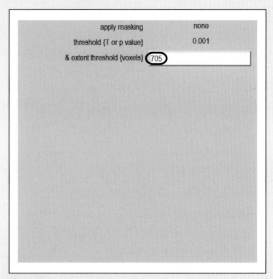

図2-99

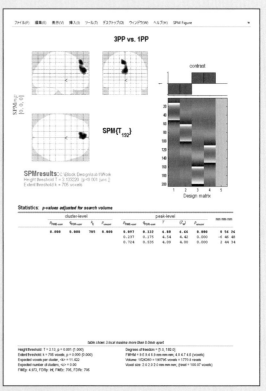

図2-100

14 ここで，MIP上では，赤で表示された「<」を任意の位置までドラッグして移動することができ，その場所の座標値はMIPの左端のほうに表示される．**図2-100**では，中心座標 (0, 0, 0) となっている．さらに，MIP上で右クリックするとプルダウンメニューが出てくるので (**図2-101**)，ここで「goto global maximum」を指定すると，活動が最大となる場所に自動的に「<」が移動する (**図2-102**)．他に，「goto nearest suprathreshold voxel」と「goto nearest local maximum」の2つの選択肢があり，それぞれ，現在の場所から最短距離にある閾値上の活動部位と活動極大の場所へ移動することができる．

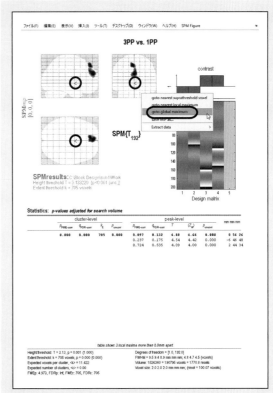

図2-101

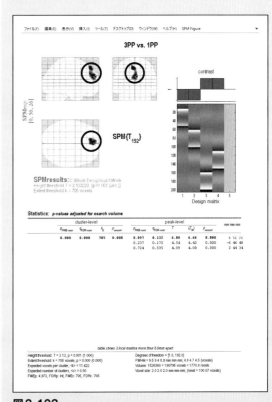

図2-102

4 脳活動の表現

SPM12では，これ以外にも様々な脳活動の表現方法がある．

〈脳の断面図に活動を重ねる〉

1 Interactiveウィンドウの右下にある「overlays…」のプルダウンメニューから，「sections」を選択する（**図2-103**）．

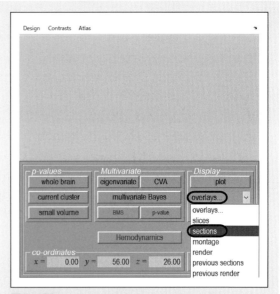

図2-103

2 すると，「Select image for rendering on」というウィンドウが表示されるので，ここで活動を重ねたい解剖画像を指定する．ここでは，「C：¥spm12¥canonical」フォルダ内にある「single_subj_T1.nii,1」という名称の標準脳ファイルを指定して，「Done」をクリックする（**図2-104**）．

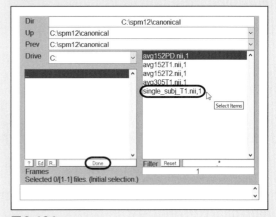

図2-104

56

3 これによって，図2-105のような表現となるので，脳内部の活動まで詳細に見えるようになる．この脳画像内でマウスを移動してクリックすると，見たい場所を自由に変えることができる．このsub1の例では，他者の意図を推測する際に活動が高まるとされる背内側前頭前皮質 (MNI coordinate [0, 56, 26]) が有意に高い活動を示していることがわかる (図2-105)．

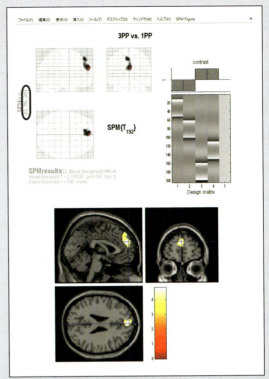

図2-105

〈脳表層に活動を重ねる〉

1 「overlays…」から「render」を選択する (図2-106)．

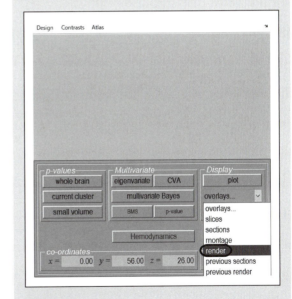

図2-106

2 すると,「Render file」のファイル選択ウィンドウが表示されるので,「C：¥spm12¥rend」に移動する(図2-107).このフォルダには,3種類のレンダリング用の脳画像(「render_single_subj.mat」,「render_smooth_average.mat」,「render_spm96.mat」)が用意されているが,ここでは「render_single_subj.mat」を選択し(図2-107),「Done」をクリックする.

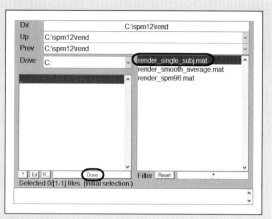

図2-107

3 次に,「Style」について,「new」と「old」のどちらを選択するのかを聞いてくるので,ここでは,「new」を選択する(図2-108).さらに,「Brighten blobs」には「slightly」,「Which colours?」には「RGB」を指定してみる(図2-108).

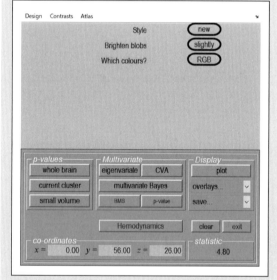

図2-108

4 すると，図2-109のように，脳表層に活動が重ね合わされた脳活動イメージが表示される．

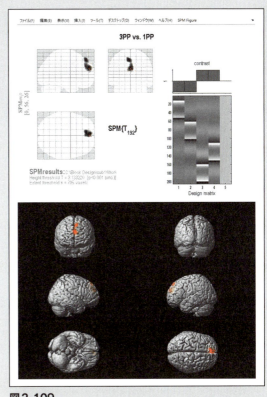

図2-109

〈脳スライス全体での活動の様子を見る〉

1 「overlays…」から「montage」を選択する（図2-110）．

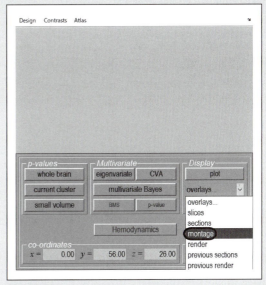

図2-110

2 すると，ファイル選択ウィンドウが表示されるので「C：¥spm12¥canonical」に移動する．このフォルダの中には5種類の脳画像が保存されているが（**図2-111**），ここでは「single_subj_T1.nii,1」を選択して下のボックスに移動し，「Done」をクリックする．

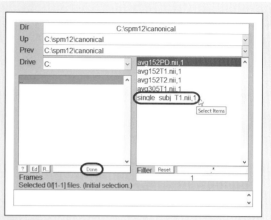
図2-111

3 「Image orientation」には「Axial」を選択し，「Slice to display (mm)」はデフォルト設定のまま（**図2-112**）Enterキーを押すと，**図2-113**の様な水平断の解剖画像に活動が重ね合わされた脳イメージがマトリクスとして表示される．

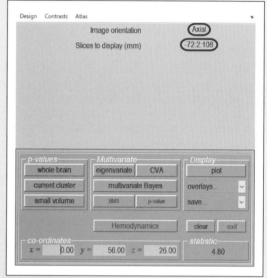
図2-112

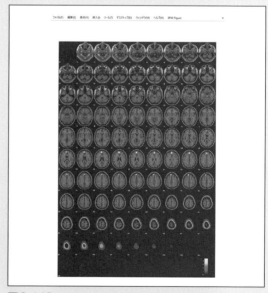
図2-113

60

▶脳活動の集団解析（2nd-level analysis）

本章では，これまでにある特定の被験者（前述の例は「sub1」）の個人解析の手順について説明してきた．sub1の脳活動の解析結果（コントラスト）は，sub1の個人解析用フォルダ（「C：¥Block Design¥sub1¥Work」）内に「con_0001.img,1」という名称のファイルとして保存されている．ここでの「0001」とは，この被験者において1番目に作成されたコントラストファイルであることを示している．

「sub1」と同様の手順で，「sub1」以外の他の被験者（「sub2」～「sub5」）についても個人解析を行うと，すべての被験者の個々の作業用フォルダ（「Work」）内には同じ名称のコントラストファイル「con_0001.img,1」が保存されることになる．集団解析では，被験者個々のこのコントラストファイルを集めて，被験者集団の背後にある母集団について検定を行う．

主な手順は以下の3つである．
(1) デザインマトリクスの作成
(2) 推定（estimation）
(3) 結果の表示

1 集団解析のためのデザインマトリクス作成

1 Menuウィンドウから，「Specify 2nd-level」を選択する（**図2-114**）．

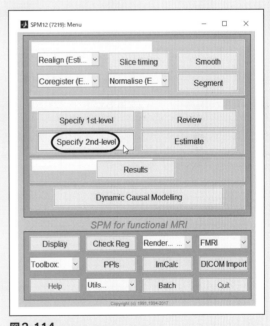

図2-114

2 すると，Batch Editorが立ち上がるので，まず集団解析の過程で作成・更新されるファイルを保存するためのフォルダを指定する．「Directory<-X」をダブルクリックする (**図2-115**) とフォルダ選択ウィンドウが現れるので，ここでは，事前に作成しておいた「C：¥Block Design¥Parametric Group Analysis」というフォルダを選択し (**図2-116**)，下のボックスに移動したら「Done」をクリックする．

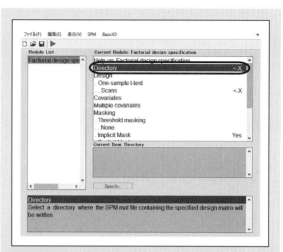

図2-115

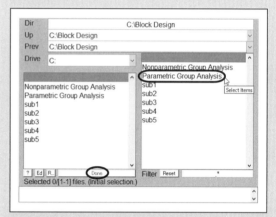

図2-116

3 次に，「Design」をクリックすると，「Current Item」ボックスに様々な検定方法が表示されるので，ここではデフォルト設定されている「One-sample t-test」を選択する．その下の「Scans<-X」には，個人解析で作成されたコントラストファイルを登録することになる (**図2-117**)．「Scans<-X」をダブルクリックするとデータ選択ウィンドウが立ち上がるので，集団解析の対象となるコントラストファイル (「con_0001.img,1」) を，各被験者の個人解析用フォルダの中から下のボックスに移していく．まずは，**図2-118**のように，1人目の被験者 (sub1) の「con_0001.nii,1」を選択する．2人目の被験者 (sub2) についても同様に「con_0001.img,1」を下

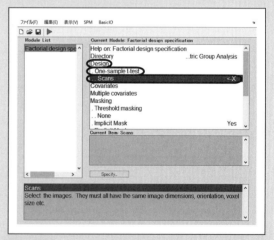

図2-117

のボックスに移す(**図2-119**).このようにして,被験者5名全員のコントラストファイル指定が完了すると,**図2-120**のようになるので「Done」をクリックする.

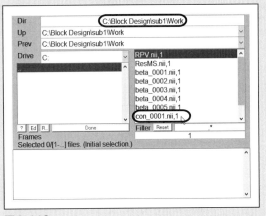

図2-118

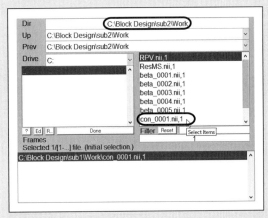

図2-119

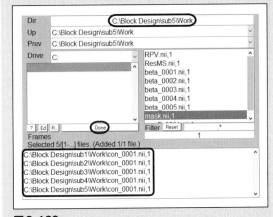

図2-120

ちなみに，このようなコントラストファイルの指定には，「Ed (Edit)」を使うのも便利である．たとえば，一人目の被験者 (sub1) のコントラストファイルを下のボックスに移動した後，ウィンドウの左側にある「Ed」をクリックすると (**図2-121**)，**図2-122**のような画面が立ち上がる．ここで，1行目にあるテキスト全体をその下の行以下に4回コピーしたあと (**図2-123**)，フォルダ名のみ各被験者のものに変えることによって (ここでは，sub1の「1」を，順次「2」，「3」，「4」，「5」に置き換える)，各被験者のフォルダに保存されている同名のコントラストファイルが指定されたことになる (**図2-124**)．ここで，「Accept」をクリックし，さらに「Done」をクリックすればよい．

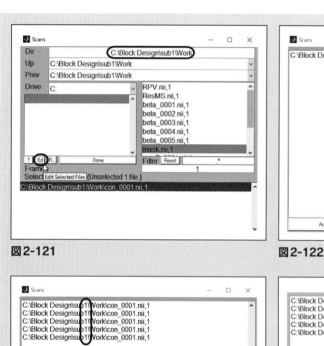

図2-121

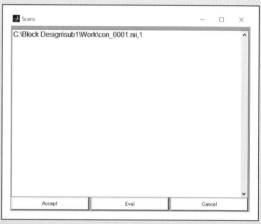

図2-122

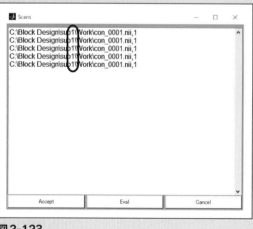

図2-123

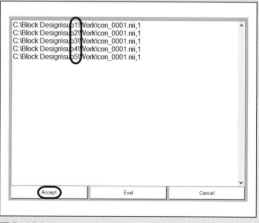

図2-124

4 これで集団解析の準備が完了したので，「▷」をクリックする（**図2-125**）．

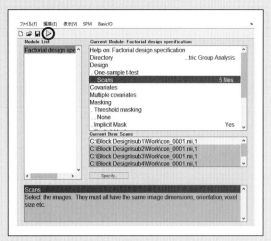

図2-125

5 すると，**図2-126**のような集団解析のためのデザインマトリクスが表示され，これに対応する「SPM.mat」ファイルが，最初に指定しておいた集団解析用フォルダ「C：¥Block Design¥Parametric Group Analysis」に保存される．

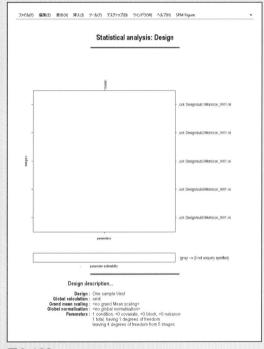

図2-126

2 推定 (Estimation)

1 Menuウィンドウの「Estimate」をクリックする(図2-127).

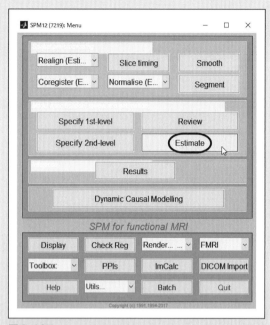

図2-127

2 すると，Batch Editorが立ち上る(図2-128).「Select SPM.mat<-X」をダブルクリックすると「SPM.mat」の選択ウィンドウが現れるので，「C：¥Block Design¥Parametric Group Analysis」に保存されている「SPM.mat」を選択し(図2-129)，「Done」をクリックする.

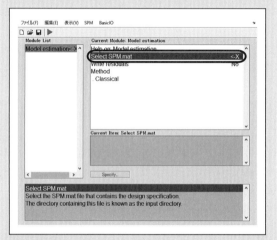

図2-128

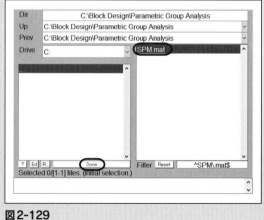

図2-129

3 すると、Batch Editorに「SPM.mat」が登録されるので (**図2-130**)、「▷」をクリックする。すると、計算処理が始まり、その進行がプログレスバーで表示される。この処理が終わると、「SPM.mat」は自動的に上書き保存される。ここでは、特にGraphicsウィンドウに結果は表示されない。

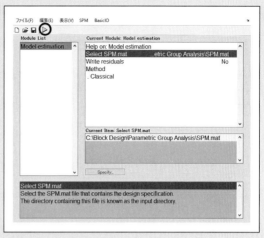

図2-130

3 集団解析結果の表示

1 Menuウィンドウの「Results」をクリックする (**図2-131**)。

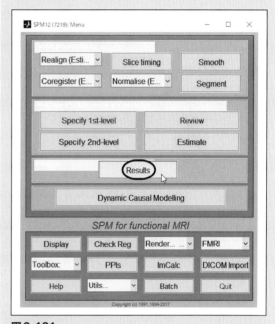

図2-131

2「Select SPM.mat」のウィンドウが表示されるので、ここで「C：¥Block Design ¥Parametric Group Analysis」に保存されている「SPM.mat」ファイルを指定して (**図2-132**)「Done」をクリックする。

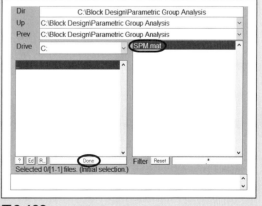

図2-132

3 すると，「SPM contrast manager」のウィンドウが立ち上がるので，ここで，集団解析のためのコントラストを作る．まず，個人解析と同様に「Define new contrast」をクリックすると，コントラスト作成用のウィンドウが開くので，「name」のテキスト入力ボックスに適当な名前を入力する．ここでは，「2nd analysis：3PP vs. 1PP」と入力してみる．次に，中央の「contrast」のテキストボックスの中に係数を入力するが，集団解析 (One-sample t-test) の場合は「1」と入れるだけでよい．ここで「submit」をクリックし，「OK」をクリックする (**図2-133**)．

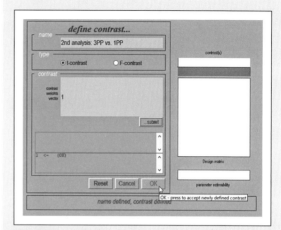

図2-133

4 すると，元の「SPM contrast manager」ウィンドウに戻るので，「001{T}：2nd analysis：3PP vs. 1PP」を選択し，右下の「Done」をクリックする (**図2-134**)．

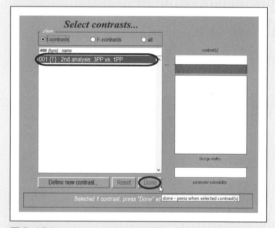

図2-134

5 すると，Interactiveウィンドウで，まず「apply masking」については「none」を選択する．次に，「p value adjustment to control」でも「none」を選択する．すると，引き続き，「threshold{T or p value}」にデフォルト設定されている有意水準が「0.001」と表示される (**図2-135**)．ここでは，CFT/CDTを0.001として (第1章の14頁，▶脳活動の有意性検定)，$p<0.05$，FWE補正によるクラスタレベルの検定を行うことにしよう．したがって，とりあえずデフォルト設定のままEnterキーを押す．次に，「& extent threshold{voxels}」と表示されるので，ここでもとりあえず「10」を入力してみる (**図2-135**)．

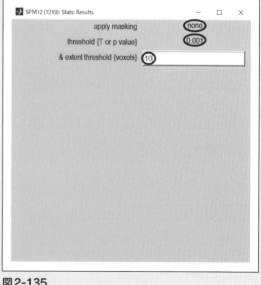

図2-135

6 これらを設定することによって，この条件で有意に活動する脳活動と様々な情報が表として表示される．これらの情報を基にして，あらためてCFT/CDTを0.001とした場合の$p<0.05$，FWE補正によるクラスタレベルの検定を行う．個人解析におけるクラスタレベルの検定（54頁**12**，**13**）と同様に，この検定を行うためには，まず図2-136の表の一番下に表示されている「FWEc」の値を読む．ここでは「44」となっており，クラスタレベル検定（$p<0.05$，FWE補正）におけるクラスタサイズの閾値が「44」であることを意味している（なお，このような計算値は使用するPCの機能により多少の誤差を生じ得る）．そこで，あらためて「Results」をクリックし，先ほどと同様に「SPM.mat」を選択し，同じコントラスト「001{T}：2nd analysis：3PP vs. 1PP」を指定し，「apply masking」と「p value adjustment to control」には「none」を選択し，「threshold{T or p value}」でデフォルト設定されている有意水準「0.001」はそのままで，「& extent threshold {voxels}」にあらためて「44」と入力し（図2-137），脳活動の結果を表と共に表示すると，図2-138のようになる．

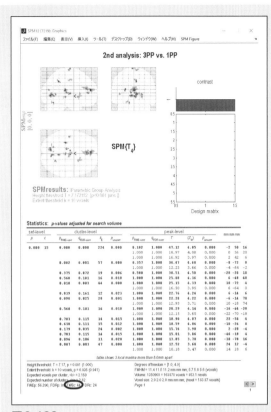

図2-136

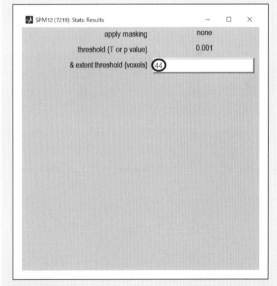

図2-137

7 これが，クラスタレベル検定（$p<0.05$，FWE補正）の結果を表している．このように，この検定では，十分に大きなクラスタサイズのクラスタだけが有意なクラスタとして認められることになる．56頁の〈脳の断面図に活動を重ねる〉のように，標準脳にこの活動を重ね合わせてみると，**図2-139**のようになる．

(則内まどか，菊池吉晃)

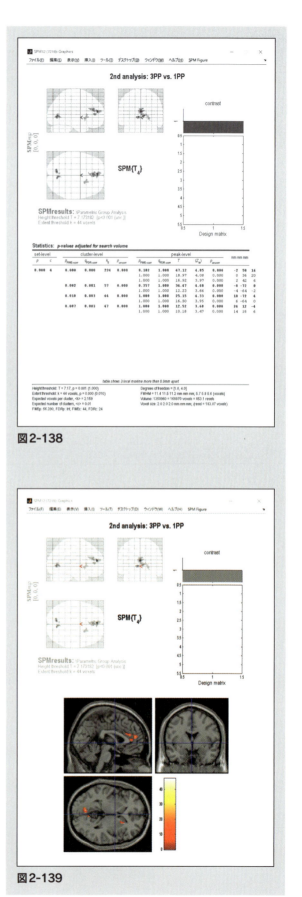

図2-138

図2-139

Chapter 3章 SnPM13によるノンパラメトリック集団解析

　第2章ではパラメトリック検定を用いて集団解析を行った．本章では，第2章で扱ったデータと同じデータに対して，特に少数の被験者データにおいて有効なノンパラメトリック検定を用いた集団解析（p＜0.05, FWE補正）を行う．ノンパラメトリック検定は正規性の仮定を必要としないため，その応用範囲は広い．なお，第2章で得られた前処理および個人解析の結果は，本章で述べるノンパラメトリック集団解析においても使えるので，そのまま使用することにする．

▶SnPM13の設定

1 まず，インターネット上で「SnPM-Statistical NonParametric Mapping-A toolbox for SPM」のサイト（URL：https://warwick.ac.uk/fac/sci/statistics/staff/academic-research/nichols/software/snpm）を開くと，**図3-1**のようなページが見える（2019年2月現在）ので，ここで「Registration」をクリックする．

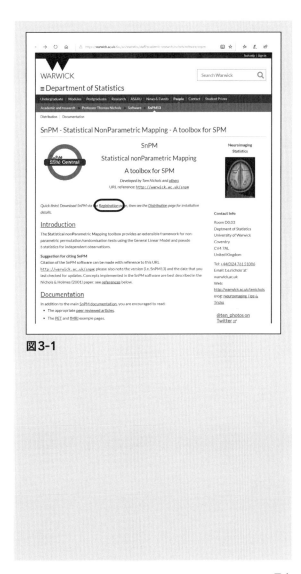

図3-1

2 すると，**図3-2**のような「Download registration form」が見えるので，ここに，Name（名前），Email（アドレス），Institution（所属），Country（国名），Image Modalities Used（解析データの種類），Number of users；approx（ユーザー数），以前使ったことがあるSnPMのバージョン，コメントなどを入力した後，「私はロボットではありません」にチェックを入れて，下の「Send form」をクリックする．

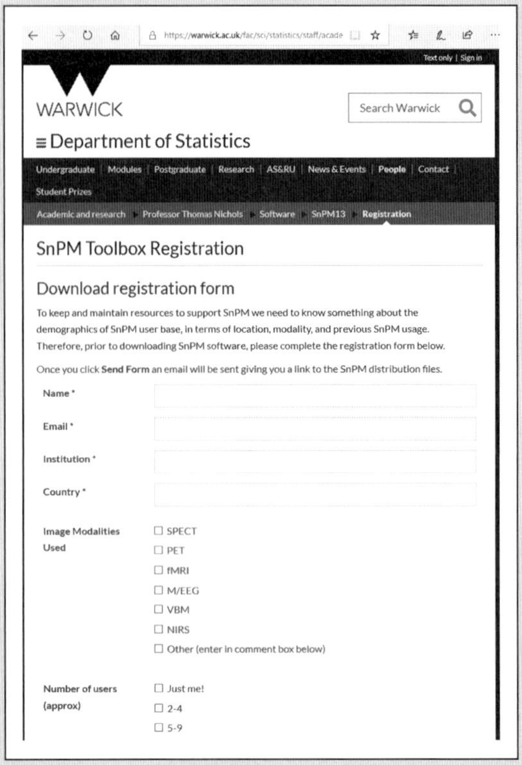

図3-2

3 すると，**図3-3**のように，デフォルトで先ほど入力したEmailアドレスにチェックが入ったページになるので，ここで「Send me an email」をクリックする．

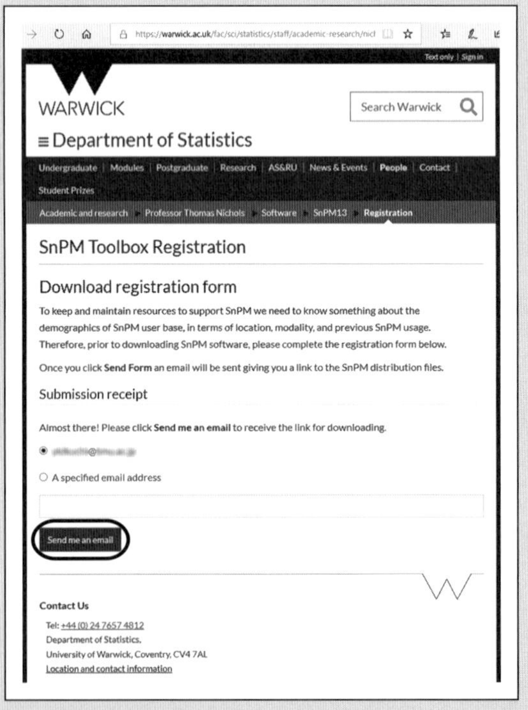

図3-3

4 そうすると，図3-4のように，指定のEmailアドレス宛に「SnPMダウンロードに必要な情報を送りました」旨のメッセージが表示されるので，「Continue」をクリックして最初のページ（図3-1）に戻る．

5 ここで，自分宛に送られてきたメールを開くと，「Thank you for registering. The link to the latest version of the software is：」という文章の後に，SnPM13，SnPM8，SnPM5b，SnPM3，SnPM2，SnPM99のダウンロードのためのそれぞれのリンクが張られている．

6 本章では，SnPM13をダウンロードするので，SnPM13のリンクをクリックして，「snpm13.zip」をダウンロードする．ダウンロードが完了したら解凍する．解凍が完了すると「SnPM13」というフォルダができる．

7 この「SnPM13」フォルダを，すでにCドライブに設定してある「spm12」フォルダ内の「toolbox」フォルダの中へ移動することで（C：¥spm12¥toolbox¥SnPM13），SnPM13を使用するための準備が完了する．

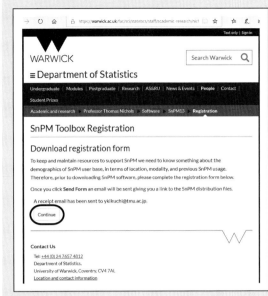

図3-4

▶ SnPM13によるノンパラメトリック解析

1 Specification

1 まずSPM12からfMRI解析ウィンドウを立ち上げ(第2章の18頁，SPM12を起動する，**図2-8〜2-10**)，Menuウィンドウから「Batch」を選択して(**図3-5**)，Batch Editorを立ち上げる(**図3-6**)．Batch Editorの上部メニューから「SPM」をクリックし，「SPM」から「Tools」，「Tools」から「SnPM」，「SnPM」から「Specify」を選択し，さらにそこから，第2章で扱ったfMRIデータに対してノンパラメトリック集団解析を行うために，「MultiSub : One Sample T test on diffs/contrasts」を選択する(**図3-7**)．

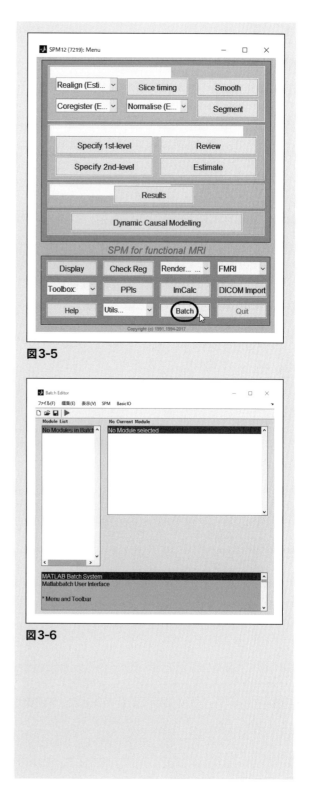

図3-5

図3-6

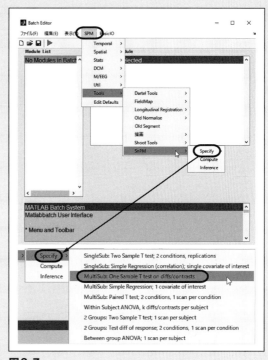

図3-7

2 すると，Batch Editorが立ち上がるので，まず「Analysis Directory<-X」をダブルクリックし(図3-8)，ノンパラメトリック検定の処理結果のファイルを保存するためのフォルダを指定する．ここでは，あらかじめ用意してある(第2章の19頁，図2-11，▶fMRIデータのディレクトリ構成)「C：¥Block Design¥Nonparametric Group Analysis」を指定する(図3-9).

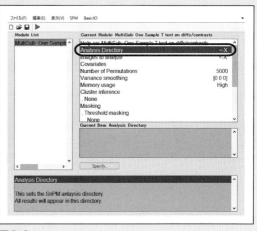

図3-8

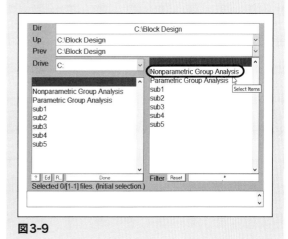

図3-9

3 次に,「Images to analyze<-X」ではすべての被験者のコントラストファイルを指定する(**図3-10**).そのために,ここをダブルクリックするか「Specify」をクリックして,ファイルの選択画面を立ち上げる.

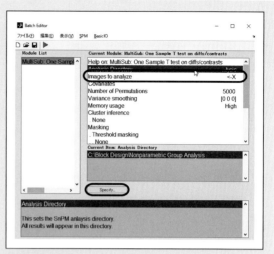

図3-10

4 ここでは,「Ed」(Edit) 機能を利用してみよう.そのためには,まず,sub1のWorkフォルダ「C:¥Block Design¥sub1¥Work」の中から,「第2章の50頁,▶脳活動の個人解析**3**」で作成したコントラストファイル「con_0001.nii,1」を選択し,下に移動した後で「Ed」をクリックする(**図3-11**).

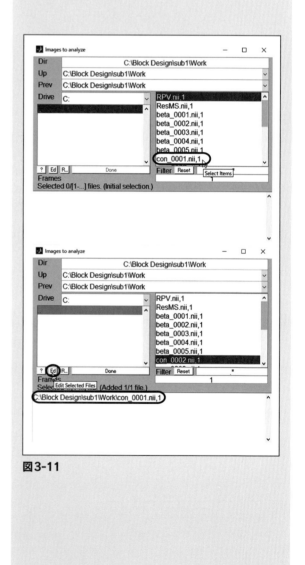

図3-11

5 すると，図3-12のように「C：¥Block Design¥sub1¥Work¥con_0001.nii,1」が表示される．この1行をコピーして，次の行以下に続けて4回ペーストすると，図3-13のように，同じテキストが5行並ぶ．

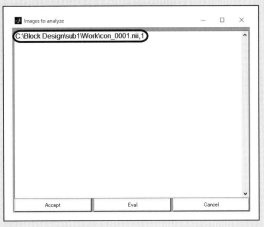

図3-12

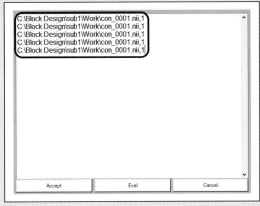

図3-13

6 ここで，2行目以降のテキスト中の「sub1」の「1」をそれぞれ「2」，「3」，「4」，「5」と書き換えた後，「Accept」をクリックする（図3-14）．

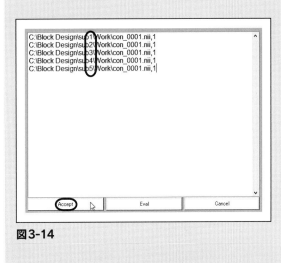

図3-14

7 元のファイル選択画面に戻ったら，「Done」をクリックする（図3-15）．

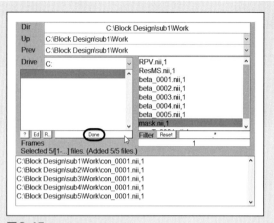

図3-15

8 Batch Editorに戻ったら，「Variance smoothing」でデフォルト設定されている[0 0 0]を[8 8 8]に書き換える（数字と数字の間は半角スペース）（図3-16）．

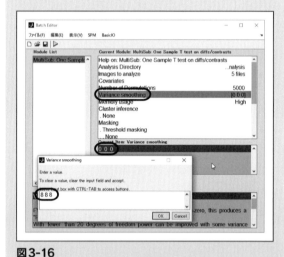

図3-16

9 次に，「Cluster inference」をクリックすると，「Current Item：Cluster inference」に3つの選択肢が表示されるので，ここでは，後でクラスタレベル検定も行うので「Yes (slow, may create huge SnPM_ST.mat file)」を選択しておく（図3-17）．

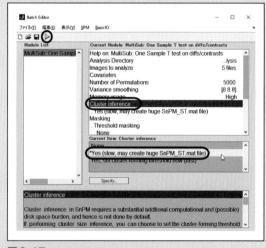

図3-17

10 これで必要な設定が終わったので,「▷」をクリックし,「Specification」処理を開始する.処理が完了すると,Graphicsウィンドウには,**図3-18**のような集団解析のためのデザインマトリクスが表示される.

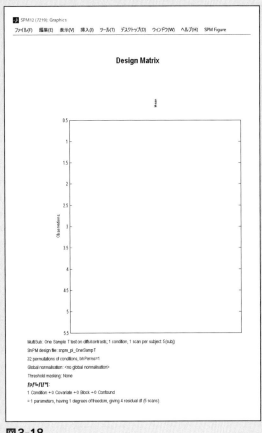

図3-18

2 Computation

1 再度,Batch Editorを立ち上げ,その上部メニューから「SPM」を選択し,プルダウンメニューで「Tools」から「SnPM」,「SnPM」から「Compute」を選択する(**図3-19**).

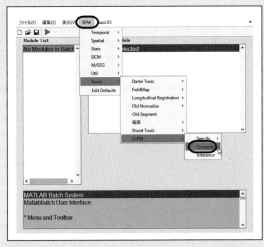

図3-19

2 「Current Module：Compute」画面内の「SnPMcfg.mat configuration file＜-X」に「Specification」処理の結果，作成された「SnPMcfg.mat」ファイルを指定する（**図3-20**）．そのためには，ファイル選択画面を立ち上げて（**図3-21**），「C：¥Block Design¥Nonparametric Group Analysis」の中に保存してある「SnPMcfg.mat」を選択して（**図3-21**），「Done」をクリックする．

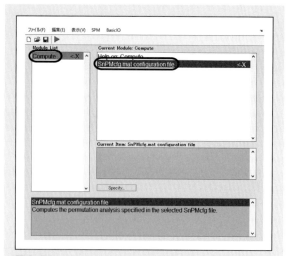

図3-20

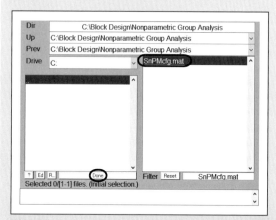

図3-21

3 これで必要な設定が終わったので，Batch Editorの「▷」をクリックして（**図3-22**），「Computation」処理を行う．

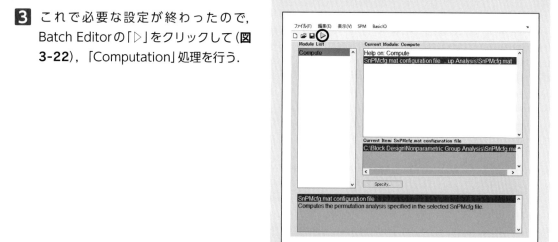

図3-22

3 Inference

1 再度，Batch Editorを立ち上げ，上部メニューから「SPM」を選択し，プルダウンメニューから「Tools」，「Tools」から「SnPM」，「SnPM」から「Inference」を選択する（**図3-23**）．

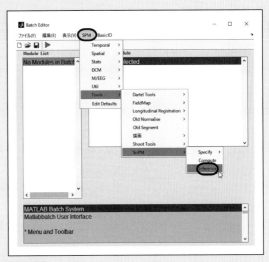

図3-23

2 Batch Editorの「SnPM.mat results file <-X」に（**図3-24**），「Computation」処理の結果作成された「SnPM.mat」を設定するために，ファイル選択画面からノンパラメトリック検定処理のための作業用フォルダ（「C:¥Block Design¥Nonparametric Group Analysis」）に保存してある「SnPM.mat」を選択し（**図3-25**），「Done」をクリックする．

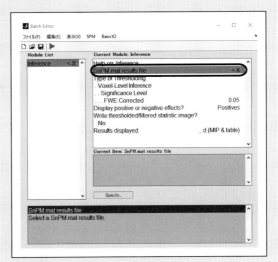

図3-24

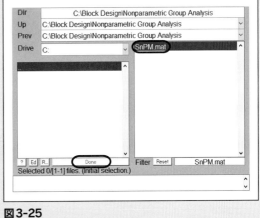

図3-25

3 「Type of Thresholding」では，実行したい検定の種類や条件を設定することができる．ここをクリックすると「Current Item：Type of Thresholding」の欄に，「Voxel-Level Inference」と「Cluster-Level Inference」の2つの選択肢が表示される．さらに「Significance Level」をクリックすると，「Uncorrected Non-parametric P」，「Uncorrected T or F」，「FDR Corrected」，「FWE Corrected」の4つの選択肢が表示される．次の行の「FWE Corrected 0.05」では，上記の各条件における有意水準を自由に設定することができる．ここでは，まずボクセルレベルのノンパラメトリック検定（$p<0.05$，FWE補正）を行うことにする．したがって，上記の各項目は「Voxel-Level Inference」，「FWE Corrected」，有意水準「0.05」とデフォルト設定のままにしておく（**図3-26**）．

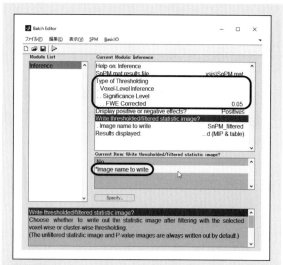

図3-26

4 次に，「Write thresholded/filtered statistic images?」と，検定結果を脳活動イメージとして書き出すかどうかを尋ねてくる．ここでは，「第3章の85頁，**11**」で標準脳に脳活動を重ねるためのイメージを作成・保存しておく必要があるので，「Current Item：Write thresholded/filtered statistic images?」の選択肢の中から「image name to write」を選択する（**図3-26**）．

5 さらに，「Results displayed」を選択すると，「Current Item：Results displayed」に，「Standard (MIP & table)」，「FWE report」，「FDR report」の3つの選択肢が表示される（**図3-27**）．ここでは「Standard (MIP & table)」にデフォルト設定されているので，とりあえずこのままにしておく（**図3-27**）．

6 これで必要な設定が終わったので，「▷」をクリックする．

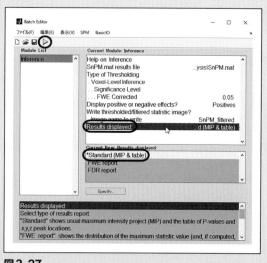

図3-27

7 「Inference」処理が完了すると，Graphicsウィンドウに，脳活動に関するボクセルレベルのノンパラメトリック検定（$p<0.05$，FWE補正）結果がグラスブレインや表として表示される（**図3-28**）．

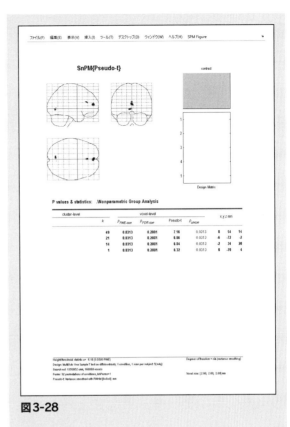

図3-28

8 この統計処理の結果を「Permutation Distribution」として表示したい場合は，**図3-29**のように「Results displayed」を選択し，Current Itemから「FWE report」を指定する．

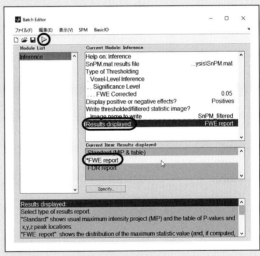

図3-29

[9] ここで「▷」をクリックすると，「Permutation Distribution」が表示される(図3-30)．ここで，実線は「Threshold」と表記されているが，これは統計量分布全体の上位5％の閾値を示している．グラフの下に表示されている「Voxelwise statistic threshold＝6.17588 (0.0500 FWE)」は，この閾値が約6.18であることを示している．図3-28の表に示されている4つのボクセルの活動は，いずれもその統計量の値(Pseudo-t)がこの閾値を超えており，$P_{\text{FWE-corr}}$＝0.0313 (図3-28) <0.05 を満たしていることがわかる．また，点線は「Observed」と表記されているが，これは統計量の最大値を示している．グラフの下に表示されている「Observed Maximum Statistic＝7.15819」は，その値が約7.16であることを示している．

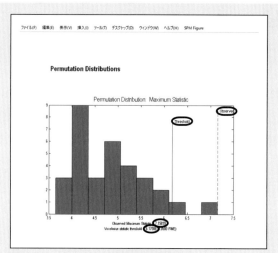

図3-30

[10] この検定結果をMNI標準脳に重ねて表示したい場合には，まずMenuウィンドウの「Display」をクリックし(図3-31)，ファイル選択画面からMNI標準脳(「C：spm12¥canonical¥single_subj_T1.nii,1」)を選択して「Done」をクリックする(図3-32)．

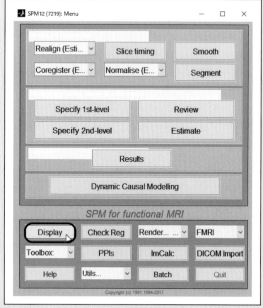

図3-31

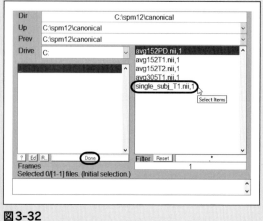

図3-32

11 すると，まずGraphicsウィンドウにMNI標準脳が表示されるので，その右下にある「Add Overlay」をクリックして（**図3-33**），SnPM13の一連の処理結果が保存されているフォルダ（C:¥Block Design¥Nonparametric Group Analysis）の中から「SnPM_filtered.nii,1」を選択して（**図3-34**）「Done」をクリックする（**図3-35**）．

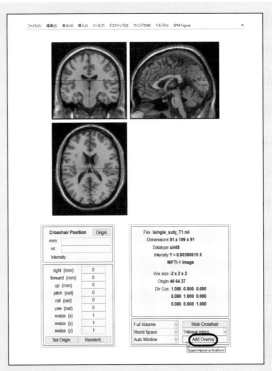

図3-33

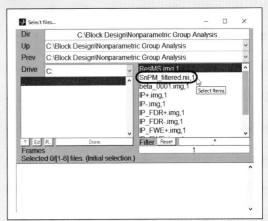

図3-34

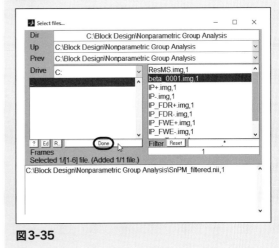

図3-35

⓬ 次に，脳活動の表示に使用する色を選択するよう指示してくるので，ここでは，プルダウンメニューの選択肢の中から「Red blobs」を選択する（図3-36）．

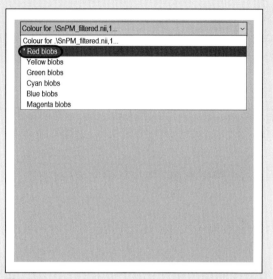

図3-36

⓭ すると，MNI標準脳に赤色の活動が重ね合わされた脳活動イメージが表示される（図3-37）．

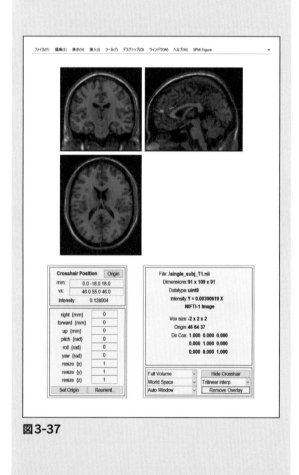

図3-37

14 この他に，クラスタレベルでのノンパラメトリック検定（$p<0.05$, FWE補正）を行い，その検定結果を表示することもできる．

15 そのためには，「Inference」のBatch Editor内に表示されている「Type of Thresholding」で「Cluster-Level Inference」を選択すると，「Cluster-Forming Threshold NaN」と表示されるので（図3-38），ここで，CFT/CDT（第1章の14頁▶脳活動の有意性検定）の値を設定する．そのためには，ここをダブルクリックし，テキスト入力ボックスを立ち上げ，図3-39のように「NaN」を「0.001」に書き換える（第1章の13頁）．また，とりあえず「Results displayed」には「Standard (MIP & table)」と設定しておこう（図3-39）．

16 これで必要な設定が終わったので，「▷」をクリックする．

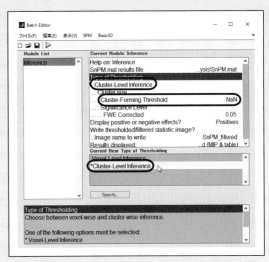

図3-38

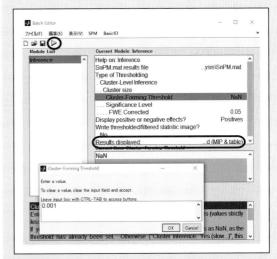

図3-39

17 「Inference」処理が完了すると,Graphicsウィンドウに検定結果が,グラスブレインに活動が重ねられた脳活動イメージや表として表示される(**図3-40**).このように,クラスタレベル($p<0.05$, FWE補正)の検定結果は,前述のボクセルレベル($p<0.05$, FWE補正)の検定結果(**図3-28**)とは異なる様相を呈していることがわかる.ボクセルレベルの検定では4個のボクセルが有意な活動を示したが,クラスタレベルの検定では,2個のクラスタ(ひとつは1656個のボクセルからなるクラスタ,もうひとつは1410個のボクセルからなるクラスタ)が有意となった.

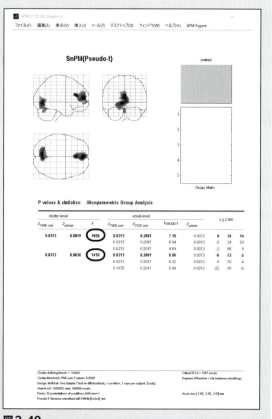

図3-40

18 この活動を,前述と同様に(84頁の**10**)標準脳に重ねてみると,**図3-41**のようになる.

(菊池吉晃)

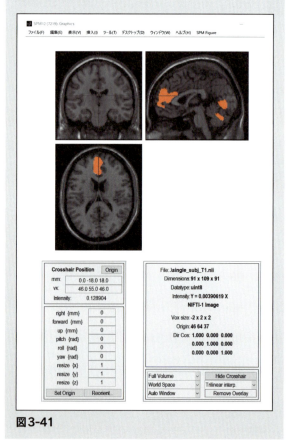

図3-41

神経ネットワークの解析

Neural network analysis

4章 機能的結合（Functional Connectivity）解析
5章 PPI（Psychophysiological Interaction）解析

Chapter

4章 機能的結合（Functional Connectivity）解析

　本章では，CONNを用いて，安静時のデフォルトモードネットワーク（DMN：Default Mode Network）の機能的結合解析を実践することを目的とする．DMNとは，認知課題を行っていない場合（Resting state）により強く同期して活動する脳内ネットワークであり，逆に認知課題遂行時には活動が下がることが知られている．代表的な脳領域として，後帯状皮質（PCC：Posterior Cingulate Cortex）/楔前部（Precuneus），内側前頭前皮質（MPFC：Medial Prefrontal Cortex），外側頭頂皮質（LP：Lateral Parietal Cortex）/角回（AG：Angular Gyrus）などがあり，意識，自己関連の行動，論理的思考，想起，自己の未来に関する思考などに関連すると言われている[1]．本章で解析するfMRIデータは，健常な成人5名の安静閉眼時脳活動を5分間計測したものである．また，fMRI撮像後に脳解剖画像（T1画像）を撮像した．このデータを使ってDMN領域間における機能的結合解析を行う．撮像条件は，「第1章の3頁，▶fMRIデータについて」と同様であるが，スキャン数だけ異なっており，ここでは120スキャンとした．まず，本書付属の「DMN」フォルダを自分のPCのCドライブに保存しよう．

▶ 機能的結合とは

　近年の脳機能研究の潮流として，脳の「分割」から「統合」へと関心が移りつつある．脳活動の解析では，ある特定の課題や事象にどの脳領域が関わっているか，つまり脳を機能ごとに「分ける」ことに関心があった．機能的結合（Functional Connectivity）解析は，ある機能をもった脳領域同士がどのように関わり合っているか，つまり「分けられた」脳領域を再び「統合する」解析である．**図4-1**に示すように，近年ではfMRI研究自体の研究論文数の増加は穏やかになりつつあるが，その中でも機能的結合研究の占める割合は増えてきていることがわかる．機能的結合とは「解剖学的に離れた脳領域間の神経活動の時間的同期」と定義される[2]．時間的に同期している2つの時系列間では相関係数が高くなるため，機能的結合はこの係数を基に算出される（**図4-2**）．解剖学的結合がある領域間では当然機能的結合は高くなる傾向があるが，機能的結合は必ずしも解剖学的結合がない場合でも観察される場合がある．

　厳密なメカニズムはいまだ明らかになっていないが，外部から刺激を受けていない安静時にもfMRI信号が約10秒の周期で変動していることが知られている．Biswalのグループ[3]が，何も課題を行っていない安静状態（Resting state）においても，左右の運動野の活動が同期して変動することを発見した．同様に，一次視覚野，聴覚ネットワーク，高次認知ネットワークなど，他の様々な機能をもつ領域においても同期して活動することが見いだされた．しかし，発見当初は，呼吸や心臓血管系の活動に由来するノイズではないかと疑われた．研究の蓄積によって，ほとんどの安静時の同期的活動パターンが機能的・構造的に知られている機能と一致すること（運動野，一次視覚野，聴覚ネットワーク，高次認知ネットワークなど），脳以外の生理的信号（0.3Hz程度）とは周波数が大きく異なる（0.1Hz程度）ことから，現在は神経活動由来の信号である可能性が高いと考えられている．現在の議論はどのようにして生理的なノイズを取り除くかという方向に向かっており，本章で使用するソフ

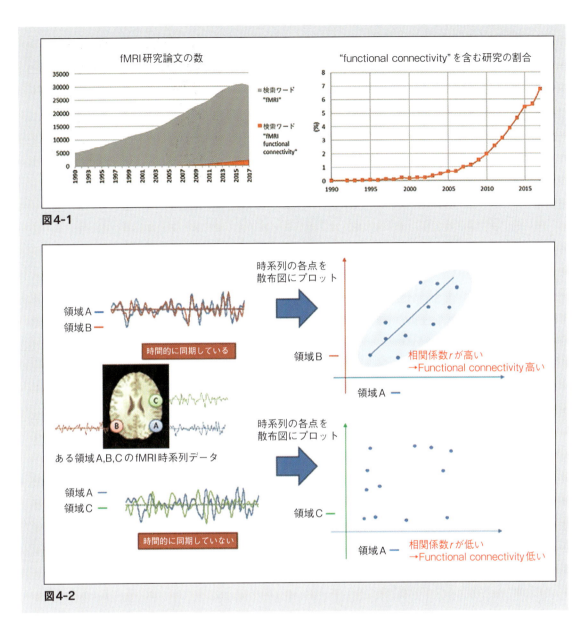

図4-1

図4-2

トウェアであるCONNは，後述するaCompCor (A Componet based noise Correction) 法によりこの問題を解決している．

CONNについて

　CONNは，機能的結合の計算，表示，解析のためのMatlabベースのソフトウェアで，未処理の脳機能画像から，ノイズ除去，仮説検定までの一連の処理を行うことができるパイプライン (Pipeline) 機能を備えている．基本的な解析法であるSeed to Voxel解析，ROI to ROI解析のほかにも，グラフ理論を用いたネットワーク特性の解析，一般的心理生理学的相互作用モデル (gPPI: generalized PsychoPhysiological Interaction)，独立成分分析 (ICA: Independent Component Analysis) によるボクセル間相互作用の解析，動的独立成分分析 (Dynamic ICA) など発展的な解析法までカバーしている．また，CONNは，Resting stateのfMRIデータ (rsfMRI: resting-state fMRI) やタスク関連デザインから得られるfMRIデータの両方に使用できる．

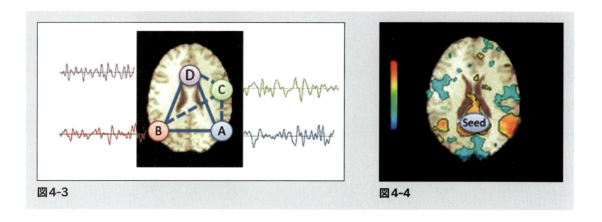

図4-3 　　　　　　　　　　　　　　　　　　　図4-4

　このように，CONNには多くの解析法が搭載されているが，本章では，CONNに初めてふれるユーザーを対象として，機能的結合解析の基本である「ROI to ROI解析」と「Seed to Voxel解析」について解説する．ROI to ROI解析では，解析時に対象とする関心領域（ROI：Region of interest）を決定し，脳領域を任意の領域に分割して解析を行う（図4-3）．ROIを増やしすぎると統計検定の回数が増え，有意水準が厳しくなり有意な結果が見つかりにくくなるため，特にサンプルサイズが小さい場合は検証したい仮説に応じて統計検定の回数を少なめに設定するとよい．一方，ひとつの領域を固定してその場所と他のすべてのボクセルとの間で解析を行う場合，この固定領域は「Seed」と呼ばれ，その解析法はSeed to Voxel解析と呼ばれている（図4-4）．Seed to Voxel解析は，ある関心領域と他の未知の領域との機能的結合を探索的に解析したい場合に有効であるが，「第1章の13頁，▶脳活動の有意性検定」で述べたように，SPM12による脳活動の解析と同様にボクセルの数だけ統計検定を行うことになるため，多重比較補正の問題をクリアする必要がある．
　CONNの最大の利点は，グラフィカルユーザーインターフェース（GUI）が整っているので直観的な操作で解析が可能なことである．解析に関してもバッチ設定やグリッドコンピューティングなど非常に多くの機能を備えているが，誌面の関係上，本章ではローカルコンピュータ上でGUIを使用した操作による解析の説明にとどめる．

▶ CONNの設定

　CONNを使用するためには，SPM8以降，Matlab R2008b以降（追加のツールボックスは不要）のバージョンがインストールされているPCが必要である．最近のPCでは問題なく動作するが，古いPCでは計算や表示に時間がかかる場合がある．
　まず，インターネットからCONNをインストールする．CONNは現在も機能が追加され続けており，バージョンアップを繰り返している．本章では，出版時点でリリースされており英語版マニュアルも作成され安定した動作が確認されている「conn17」を用いる．NITRC（NeuroImaging Tools & Resources Collaboratory, https://www.nitrc.org/projects/conn）にアクセスし，図4-5の下にある「See ALL Files」をクリックする．すると，図4-6のように，現時点でリリースされている様々なバージョンのCONNのリストが表示されるので，ここでは，図4-6のように「conn17f.zip」にチェックを入れ，ページ最下部の「Download Selected」をクリックすることで「conn17f.zip」をダウンロードする．ダウンロードが完了したら解凍し，「conn」フォルダをCドライブに設定してあるSPM12の「toolbox」内に移動しておく．こうすることで，SPM12のMenuウィンドウの「Toolbox」からCONNを起動することができるようになる．

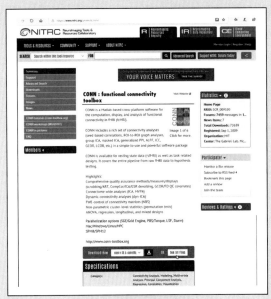

図4-5

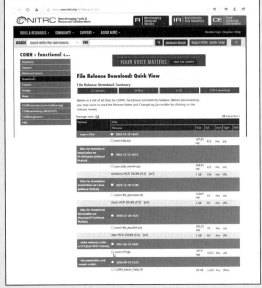

図4-6

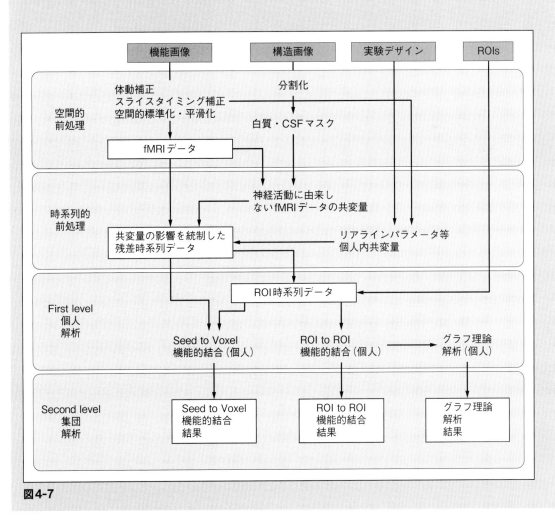

図4-7

CONNの解析は，大きく分けると以下の4つのステップからなる．解析の流れを図4-7に示す．

- **セットアップ (Setup)**：基本情報 (Basic)・脳構造画像 (Structural)・脳機能画像 (Functional) の設定，Realignment & Unwarp・Slice timing補正・Coregistration・Normalisatin・Segmentation・外れ値検出・Smoothingなどの前処理 (Preprocessing)，ROI (ROIs)・条件 (Conditions) の設定，1次共変量 (Covariates 1st-level)・2次共変量 (Covariates 2nd-level) の設定，その他オプションの設定 (Options)
- **時系列的前処理 (Denoising)**：体動，生理的ノイズを含むfMRI信号の共変量を定義し，統計学的に除去する．
- **個人解析 (1st-level analysis)**：個人内でROI to ROI，Seed to Voxelなどの解析を実行する．
- **集団解析 (2nd-level analysis)**：個人解析の結果に基づいて集団解析を実行する．

本章で使用する脳画像データのフォルダ構成は，図4-8のようになっている．「DMN」フォルダの下位フォルダとして，「sub1」，「sub2」，「sub3」，「sub4」，「sub5」フォルダが設定してある．個々の「sub＊(＊は1〜5)」フォルダの下位には，各被験者の「EPI」，「T1」フォルダが配置してある．「EPI」フォルダには脳機能画像データファイル「sub＊_001.nii,1」〜「sub＊_120.nii,1」(＊は1〜5，EPI画像)，「T1」フォルダには脳解剖画像データファイル「sub＊_T1.nii,1」(＊は1〜5，T1画像) が保存されている．

前述のように (第2章の17頁，▶SPM12の設定2)，すでにMatlabのパスが設定されていれば，MatlabからSPM12を起動し，fMRI解析用ウィンドウを立ち上げ (第2章の18頁，▶SPM12を起動する，図2-8〜10)，Menuウィンドウの「Toolbox」のプルダウンメニューから，図4-9のように「conn」を選択すると，CONNが起動する (図4-10)．

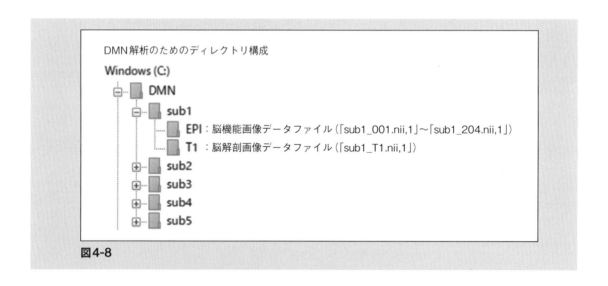

図4-8

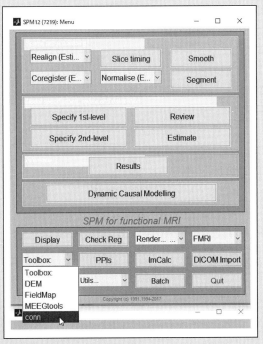

図4-9

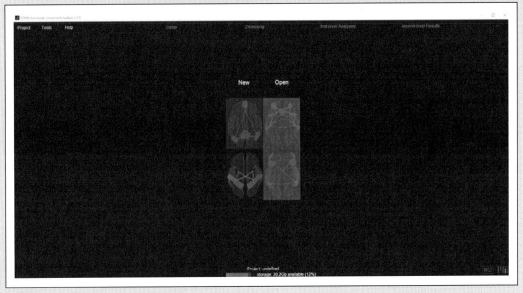

図4-10

図4-10のウィンドウ中央にある「New」をクリックする（図4-11）と，プロジェクトファイルの保存先を指定するためのウィンドウが現れるので（図4-12），任意の名前のプロジェクトファイルをCドライブのDMNフォルダに保存する．保存用ウィンドウでは「conn_」から始まるファイルが表示されるようにデフォルト設定されているため，命名ルールとして，ファイル名の先頭に「conn_」を付けることをお勧めする．プロジェクトファイルが保存されると，自動でセットアップ画面に移行する．本章では，図4-12のようにデフォルトの「conn_project01.mat」というファイル名で保存することにする．

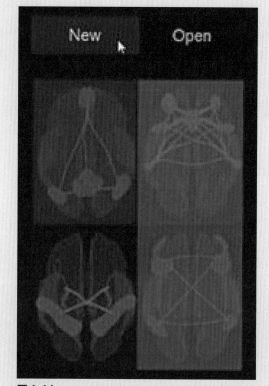

図4-11

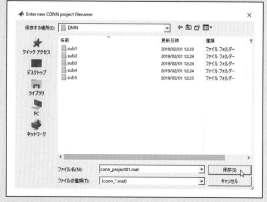

図4-12

▶ セットアップ（Setup）

1 Basic

1 まず，Basic画面で脳画像データの基本情報を入力する．前述のようにプロジェクトファイルが保存されると，あるいは左上の「Basic」をクリックすると，中央の「Basic information」（**図4-13**，**4-14**）画面が現れる．ここで，実験情報（被験者数，被験者あたりのセッション数，TR，データ形式）を入力する．まず，**図4-14**のように，「Repetition Time (seconds)」に「2.5」を入力する．

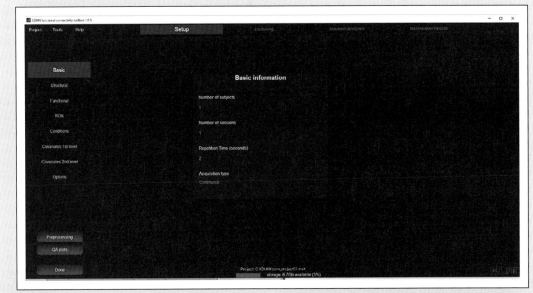

図4-13

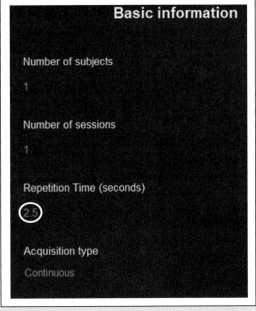

図4-14

2 次に，図4-15のように「Number of subjects」に被験者数として「5」を入力してEnterキーを押すと，人数分のベクトルとして「Number of sessions」，「Repetition Time (Seconds)」が表示される．「Acquisition type」については，連続データの場合「Continuous」を，不連続データの場合には「Sparce」を選択すればよい．ここでは，「Continuous」を選択する．

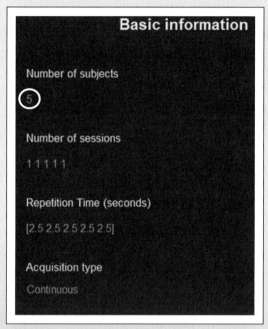

図4-15

2 Structural

1 ここでは，個々の被験者の脳解剖画像データを登録する．まず，左側の「Structural」をクリックすると（図4-16），中央に「Structural data」ボックス内にデフォルトで設定されている「referenceT1.nii」の脳解剖画像が見える．

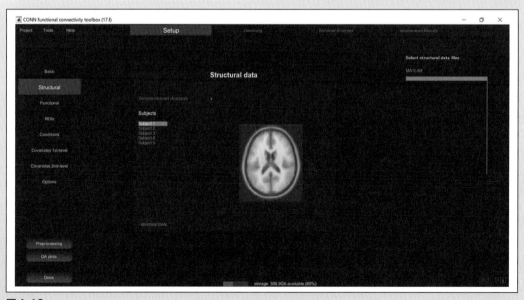

図4-16

2 右側の「Select structural data files」の下に見えるのが，現在のフォルダであり，図4-17には，「MATLAB」フォルダとその内部が見えている状態を示されている．「MATLAB」をクリックして，CドライブにあるDMNフォルダ（「C：¥DMN」）に移動すると，各被験者のフォルダが表示される（図4-18）．このようなフォルダ間の移動は，ダブルクリックか，カーソルを下に移動すると見えてくる「Select」をクリックすることによって行う（図4-17）．

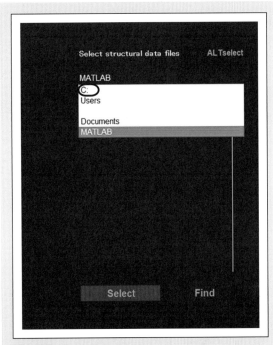

図4-17

3 まず，「Structural data」ボックス内左の「Session-invariant structurals」の「Subjects」から「Subject 1」を選択する（図4-18）．

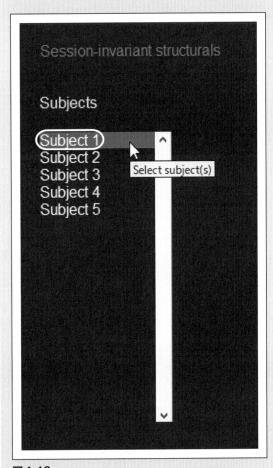

図4-18

4 次に，右の「Select structural data files」で「sub1」をダブルクリックまたは「Select」をクリックする．さらに，sub1の「T1」フォルダ（「C：¥DMN¥-sub1¥T1」）を開くと，sub1のT1画像（「sub1_T1.nii」）が見えるので，これを選択してダブルクリックか「Select」をクリックする（**図4-19**）．

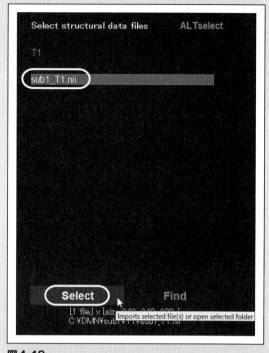

図4-19

5 すると，「1 files assigned to 1 subjects」というポップアップが表示される（**図4-20**）．ここで「Ok」をクリックすると，被験者1の脳解剖画像が中央に表示され登録完了となる（**図4-21**）．

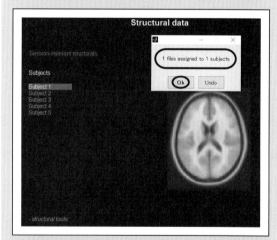

図4-20

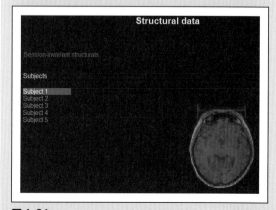

図4-21

6 このような脳解剖画像の登録を，他の被験者についても同様に行うと，個々の被験者の脳解剖画像が登録される．中央の脳画像イメージから，各被験者の脳解剖画像が登録されていることが確認できる．ちなみに，**図4-22**は，被験者5（Subject 5）が選択された状態を示している．

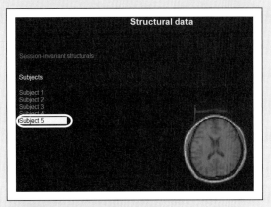

図4-22

3 Functional

1 ここでは，脳機能画像データの設定を行う．まず，左側の「Functional」をクリックし（**図4-23**），「Functional data」ボックス内にSubject 1を選択する．

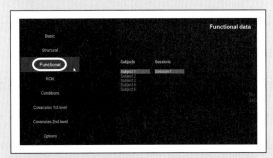

図4-23

2 右側の「Select functional data files」からsub1の脳機能画像データファイルが保存されているフォルダ（「C：¥DMN¥sub1¥EPI」）に移動し，その中から，sub1の脳機能画像ファイル（「sub1_001.nii」～「sub1_120.nii」）を選択し，「Select」をクリックする（**図4-24**）．

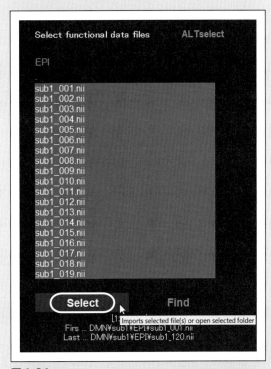

図4-24

3 すると，**図4-25**のように「120 files assigned to 1 subjects/sessions」と表示されるので，「Ok」をクリックする．そうすると，被験者1の脳機能画像が中央に表示され登録完了となる（**図4-26**）．中央に表示される脳イメージは登録された脳機能画像であり，左が最初のスキャン，右が最後のスキャンを表している．

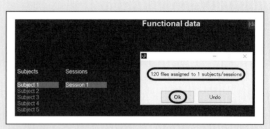

図4-25

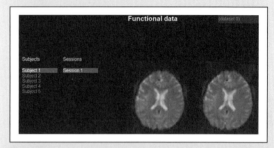

図4-26

4 このような登録作業を，他の被験者についても同様に行い，すべての被験者の脳機能画像登録を行う．**図4-27**には，被験者5 (sub5) が選択され，その脳機能画像が見えている状態が示されている．

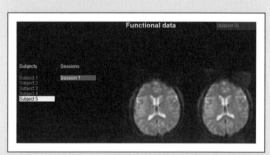

図4-27

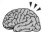
❷Structural と❸Functional については，右側の「Select structural data files」にカーソルを移動すると右に「ALTselect」が表示されるので(**図4-28**)，ここをクリックすると，**図4-29**のようなウィンドウが立ち上がる．ここで「Use SPM gui to select individual file(s)」をクリックすると，**図4-30**のように，SPM12と同じファイル選択画面が立ち上がるので，これを用いて画像データを登録することもできる．

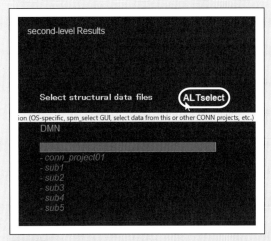

図4-28

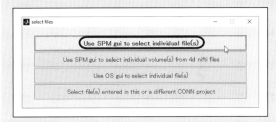

図4-29

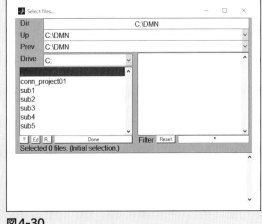

図4-30

4 Preprocessing

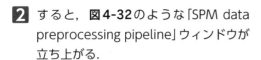

1 まず，図4-31のように「Preprocessing」をクリックする．

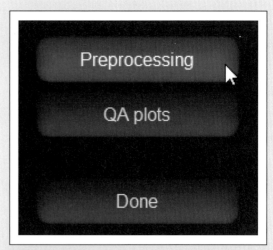

図4-31

2 すると，図4-32のような「SPM data preprocessing pipeline」ウィンドウが立ち上がる．

図4-32

3 ここで，「default preprocessing pipeline for volume-based analyses (direct normalization to MNI-space)」を選択し（図4-33），「Add」をクリックすると，脳機能画像のRealignment & Unwarp，Slice Timingの補正，構造画像のSegmentationとNormalization，機能画像のNormalization，外れ値検出（ART），Smoothingなどの一連の空間的前処理が設定される（図4-34）．これらの処理は追加や削除が可能なので，実験データや解析に合わせて調整することができる．

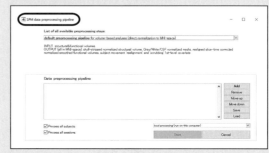

図4-33

4 ここで，「Start」をクリックすると，「Data preprocessing pipeline」のボックスに表示されているそれぞれの処理に必要な設定が要求される．

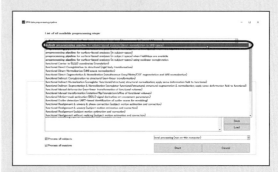

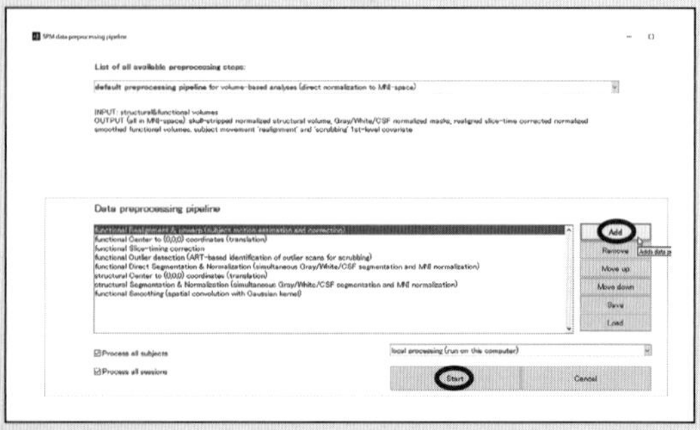

図4-34

104

5 まず,「Slice Timing補正」のために,脳機能画像スライスの撮像順序を聞いてくるので,「第1章の3頁, ▶ SPM12で解析するfMRIデータについて」で述べたように,ここでは下から上への画像スキャンなので,「ascending」を選択し「OK」をクリックする(**図4-35**).

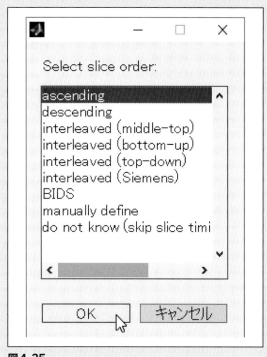

図4-35

6 次に,「外れ値検出」のための閾値設定のウィンドウが表示される(**図4-36**).デフォルトでは「Use intermediate settings (97th percentiles in normative sample)」となっており,97パーセンタイルを超える大きな体動があった場合に外れ値とする設定になっている.ここでは,これより厳しい95パーセンタイルに設定する.そのためには,「Use conservative settings (95th percentiles in normative sample)」を選択して(**図4-36**),「OK」をクリックする(**図4-37**).ここで外れ値として検出されたスキャン画像は,後述の「**7** Covariates 1st-level」(112頁)において「scrubbing」として除外する回帰子に加えられる.

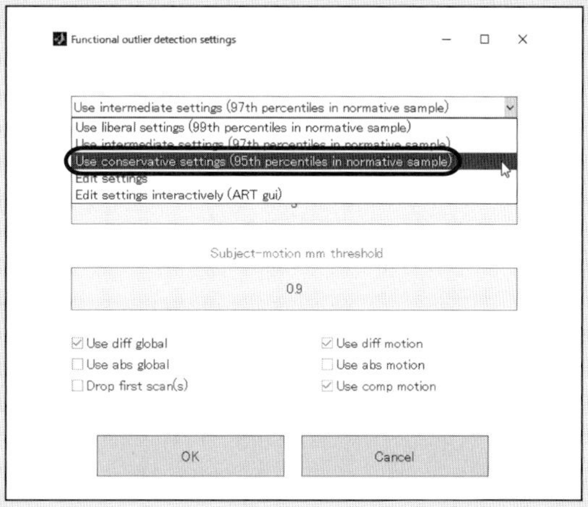

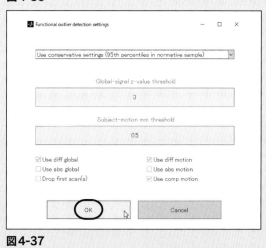

図4-36

図4-37

7 次に,「Segment/Normalize/Resample settings」の設定ウィンドウが立ち上がるが,ここは,デフォルトのまま「OK」をクリックする(図4-38).

8 最後に,「Smoothing」処理のためのFWHMを設定するウィンドウが表示されるので,デフォルトの「8」のまま「OK」をクリックする(図4-39).

9 すると,図4-40が表示され,空間的前処理が実行される.この前処理に要する時間はCONNの処理の中でも最も長いので,完了するまで少し待つ必要がある.

10 前処理が完了すると,図4-41のように「Preprocessing finished correctly; Output files imported」と表示されるので,「Continue」をクリックする.

11 この「Preprocessing」の結果は,前述と同様にして,「Structural」や「Functional」をクリックし,被験者を選択することで確認できる.図4-42には,被験者1(sub1)の空間的前処理後の脳機能画像イメージが表示されている様子を示す.

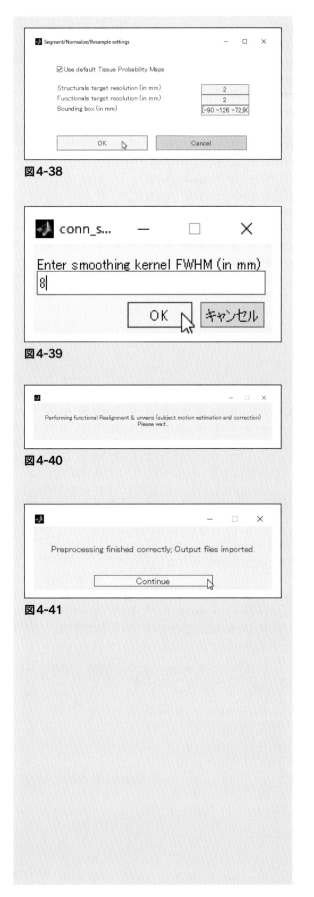

図4-38

図4-39

図4-40

図4-41

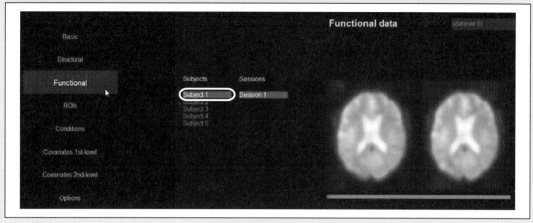

図4-42

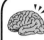・このほかに，**図4-43**のように，中央下にある「-functional tools」をクリックして，メニューの中から「Display functional/anatomical coregistration (SPM)」を選択すると（**図4-44**），SPM12のGraphicsウィンドウに空間的前処理後の脳画像を表示することもできる（**図4-45**）．

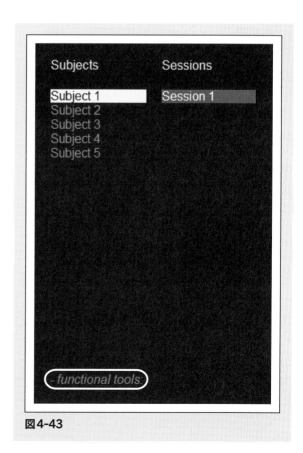

図4-43

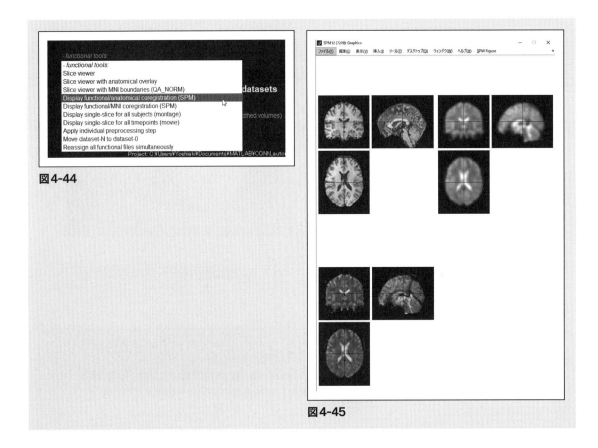

図4-44

図4-45

5 ROIs

1 ここでは，解析対象となる関心領域（ROI：Region of interest）を設定するために，まず，左の「ROIs」をクリックする（**図4-46**）．

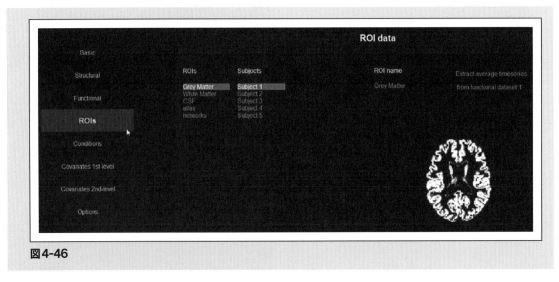

図4-46

2 すると，右の「ROIs」リストの中に，「Grey Matter」，「White Matter」，「CSF」，「atlas」，「networks」の5つのROIが見える．例えば，ここで「Grey Matter」を選択し，「Subjects」リストの中から「Subject 1」を選択すると，被験者1（sub1）の灰白質が見える（**図4-47**）．同様にして，各ROIや各被験者について選択すると，それぞれの画像が作成されていることがわかる．

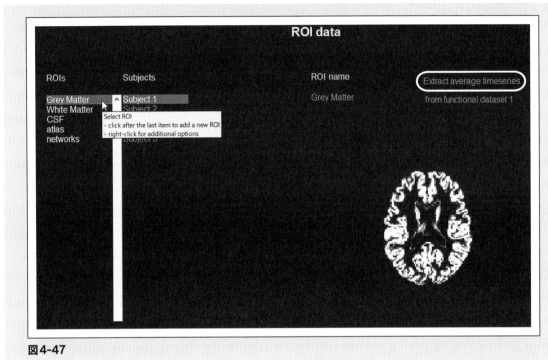

図4-47

3 ここで，「White Matter」と「CSF」については，中央ボックス右上に「Extract PCA decomposition」と表示されるが（**図4-48**），これは，「White Matter」や「CSF」の変動成分の主成分分析の結果が後述の時系列的前処理（デノイジング（Denoising））（120頁）で用いられることを示している．「Grey Matter」や他のROIはデフォルトで「Extract average timeseries」と設定されており（**図4-47**），これはROIに含まれるボクセルの平均に対して解析がなされることを示している．

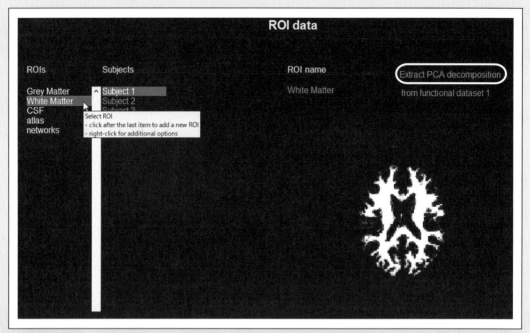

図4-48

4 上記3つのROIのほかに，デフォルトで「atlas」(図4-49)と「networks」(図4-50)というROIが用意されている（ただし，CONNのバージョンによって異なる）．「atlas」は，FSL Harvard-Oxford Atlas maximum likelihood cortical atlasの皮質ROI (91個)と皮質下ROI (15個)，さらにAAL Atlasの小脳ROI (26個)であり，「networks」は，一般によく知られているDMNを含む安静時ネットワークのROIである．ここでは，内側前頭前皮質 (MPFC：Medial Prefrontal Cortex)，後帯状皮質 (PCC：Posterior Cingulate Cortex)，左右の外側頭頂皮質

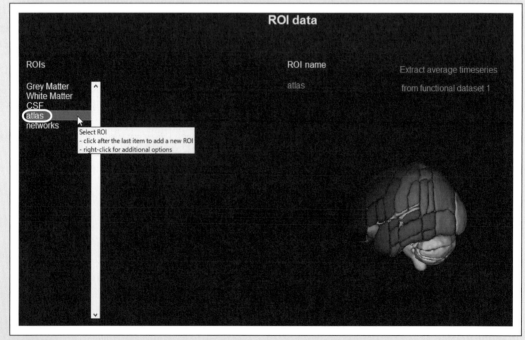

図4-49

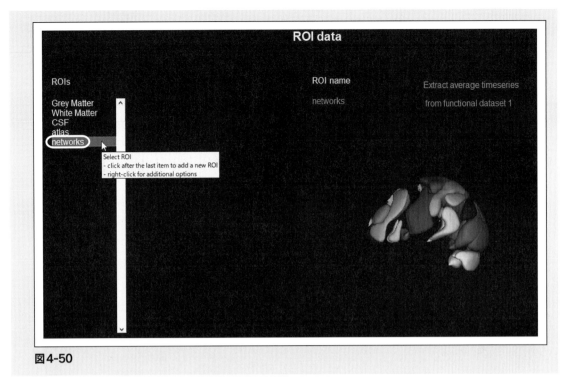

図4-50

(RLP/ LLP：Right/Left Lateral Parietal) の4つのROIを解析に用いることにする．

5 また，ここでは計算リソース節約のため，「atlas」をROIから削除しておくことにする．そのために，まず「ROIs」リスト内で「atlas」を選択し，右クリックすると「remove selected ROIs」と表示されるので，ここをクリックすると (**図4-51**)「atlas」が削除される．

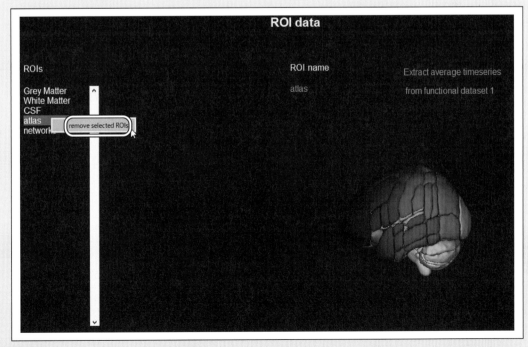

図4-51

6 新たにROIを加えたい場合は，ROIsリストの空欄をクリックすると，右の「ROI name」リストの下に「enter ROI name here」と表示されるので，そこにROIの名前を入力し，右の「Select ROI definition files」のウインドウから対象のファイルを指定すればよい．

6 Conditions

ここでは，「Conditions」の設定を行う．左の「Conditions」をクリックすると，デフォルトですでにResting stateの設定になっているので，ここでは，特に設定を変える必要はない（図4-52）．

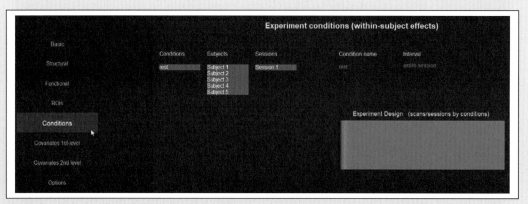

図4-52

　タスク関連の解析を行いたい場合は，SPM12におけるデザインマトリクスの作成と同様に「Onset」や「Duration」の設定を行う．Resting stateのデータの場合は，「Onset」が「0」，「Duration」が「entire session」のタスクとみなして解析を行うことになる．Sessionが複数ある場合は，全セッションで適切に設定を行う必要がある．
　さらに，「Conditions」リスト内の条件を右クリックして，条件の削除やコピーを行うことができる．また，中央ボックス左下の「-condition tools：」をクリックすることで，テキストファイルからすべての条件の情報を同時に入力したり，条件を第1レベルの共変量リストにコピーや移動を行うこともできる．これらの機能は，タスク条件に関連する機能的結合には関心がなく，その影響が除外された機能的結合をあたかもResting stateのように解析したい場合などに有効である．

7 Covariates 1st-level

ここでは，除去したい個人レベルの共変量（影響を除外したい因子）を入力する．左の「Covariates 1st-level」をクリックすると，「Preprocessing」処理によって得られた「realignment」や「scrubbing」のパラメータが「Covariates」リストの中に自動設定されていることが確認できる（図4-53）．ここでは，特にこの設定を変更する必要はない．

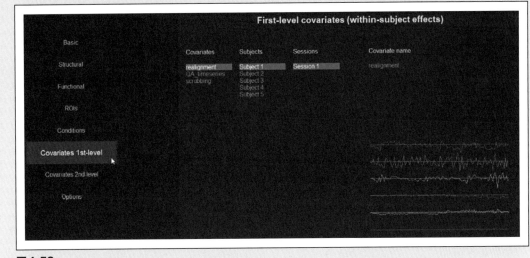

図4-53

「Realignment」処理によって，各被験者/セッションごとに推定された被験者の動きを特徴付ける6つの剛体変換のパラメータ (第1章の4頁, ▶前処理の意味 (Preprocessing) **1**) が「realignment」という名前の第1レベルの共変量として自動的に作成される (**図4-54**).

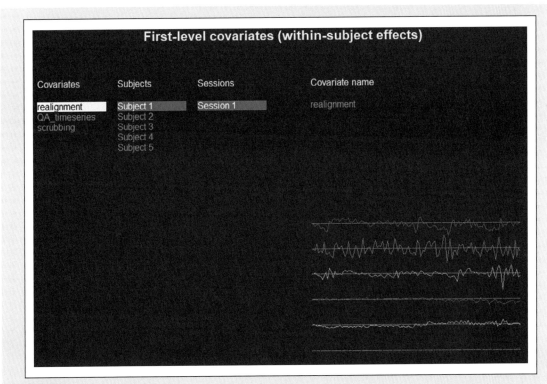

図4-54

また，外れ値検出によって，各被験者/セッションに対して「scrubbing」という名前の共変量が自動的に作成される(図4-55).

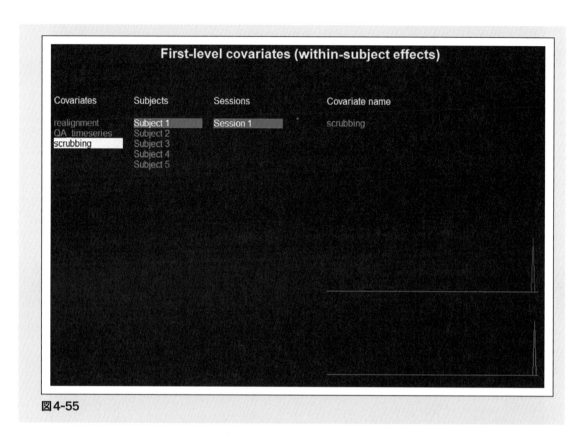

図4-55

　これは，「Preprocessing」処理の際に設定した閾値(105頁，**4** Preprocessingの**6**)を超える大きな体動が認められたスキャンを「1」，その他のスキャンを「0」とした時系列となっている．これらの変数は，後述の「120頁，デノイジング(Denoising)」処理において「影響を除去する因子」として使用される．

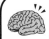
「Preprocessing」処理を行っていない場合や新たに共変量を追加したい場合は，ROIの追加と同様に，「Covariates」リスト内の空欄をクリックして，名前を入力し，右側のウィンドウでファイルを選択することによって追加することができる．

また，「Covariates」リスト内の「QA_timeseries」のQAはQuality Assuranceの略で，データのクオリティチェックのためのものである（**図4-56**）．「Preprocessing」や「Denoising」の処理を実行すると，ここに共変量が自動的に作成される．「Covariates 1st-level」における「QA_timeseries」も，同様に時系列データのクオリティチェック用のパラメータで，「realignment」と「scrubbing」のパラメータを総合した時系列が表示される．

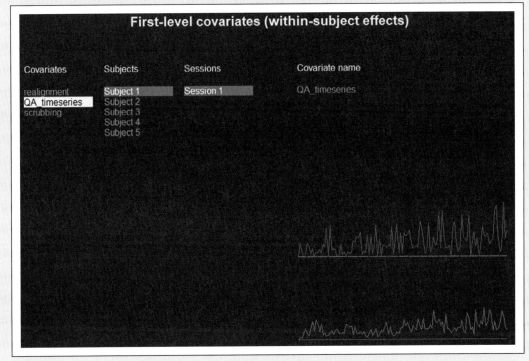

図4-56

8 Covariates 2nd-level

ここでは，被験者間（集団レベル）における条件設定を行う．左の「Covariates 2nd-level」をクリックすると図4-57のようになる．「Covariates」リストの中には「All Subjects」がデフォルト設定されているので，このままにしておく．

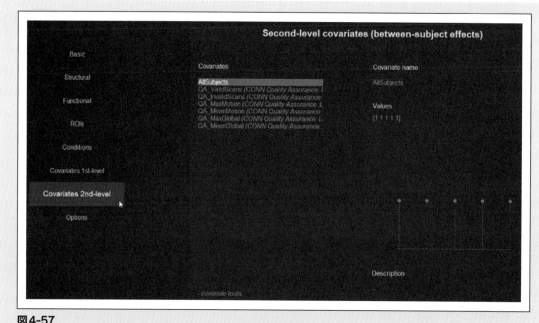

図4-57

また，有効スキャン数「QA_ValidScans」，無効スキャン数「QA_InvalidScans」，最大スキャン間移動「QA_MaxMotion」の3つの被験者間レベルの共変量が自動的に作成されていることがわかる（図4-57）．さらに，後述の「デノイジング（Denoising）」処理が実行されると，グローバル相関インデックス（全体のボクセルのすべてのペア間の平均相関係数）「QA_GCOR」という名前の被験者間レベル共変量が自動的に作成される．これらの変数を参照することで，異常データを検出したり，その影響を集団解析の段階で調整することができる．

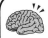

〈被験者間因子を検討する場合の設定方法〉

新しい共変量を追加するには，「Covariates」リストの最後の変数の下の空スペースをクリックし，右側の「Covariates name」で名前を入力し，対応する値を「Value」欄に入力する．たとえば，2つの被験者グループを定義する場合には「1」と「0」を使用し，被験者間因子の回帰モデルの作成には連続値を使用する．患者5名と健常者5名のグループ間比較を行いたい場合，「Covariates」欄に「Patients」と「Control」という名前の共変量を追加する．患者5名が先に，健常者5名が後に並んでいるとすると，それぞれの「Values」欄には下記のように入力する．

Patients：[1 1 1 1 1 0 0 0 0 0]
Control：[0 0 0 0 0 1 1 1 1 1]

また，各被験者のコルチゾール値などの生理指標について回帰分析を行いたい場合には，「Cortisol」という共変量を追加し，Value欄には以下のように入力する．

Cortisol：[x_1 x_2 x_3 x_4 x_5 x_6 x_7 x_8 x_9 x_{10}]（x_nは各被験者のコルチゾール値）

同様にして，反応時間などの行動指標も設定することができる．データ欠損がある場合には，特殊記号「NaN」を記入しておくと，その被験者のデータが無視されて解析が実行される．

9 Options

1 左下にある「Options」をクリックし（図4-58），必要な設定を行う．

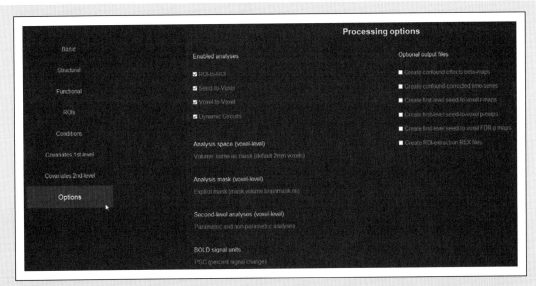

図4-58

2 CONNではROI to ROI解析，Seed to Voxel解析だけでなく，全ボクセル間の機能的結合を基にした様々な解析ができる．しかしながら，全ボクセル間の解析となると，データ量や計算量が膨大になってしまうので，ここでは，「Voxel-to-Vovel」と「Dynamic Circuits」のチェックは外しておくことにする（**図4-59**）．

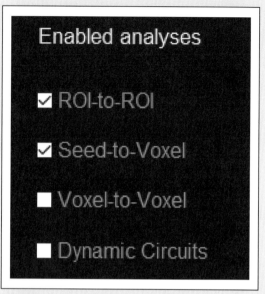

図4-59

3 「Analysis space (voxel-level)」では脳画像の解析空間を設定する．「Analysis mask (voxel-level)」では脳画像のマスクを設定する．「Second-level analyses (voxel-level)」では集団解析の方法について設定する．パラメトリック検定やパーミュテーションテストを用いたノンパラメトリック検定，あるいは両方を選択することができる．「BOLD signal units」ではBOLD (Blood Oxgenation Level Dependent) 信号の単位を設定する．ここでは，いずれもデフォルト設定のままでよい（**図4-60**）．

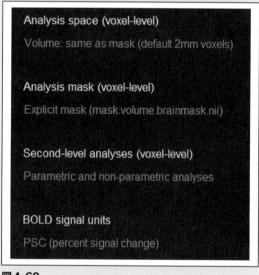

図4-60

4 また，右側の「Optional output files」は，ファイルをエクスポートする場合などに有効だが，多くの記憶容量が必要になるため，ここではチェックを付けないことにする（**図4-61**）．

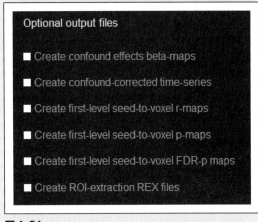

図4-61

5 以上，設定が完了したので左下の「Done」をクリックする（**図4-62**）．

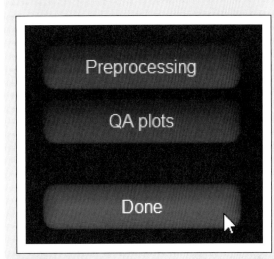

図4-62

6 すると，「CONN data processing pipeline」の実行ウィンドウが表示される（**図4-63**）．ここで，「overwrite existing results (proceed for all subjects/seeds)」と「local processing (run on this computer)」はデフォルト設定にして「Start」をクリックすると，パイプライン処理が実行される．

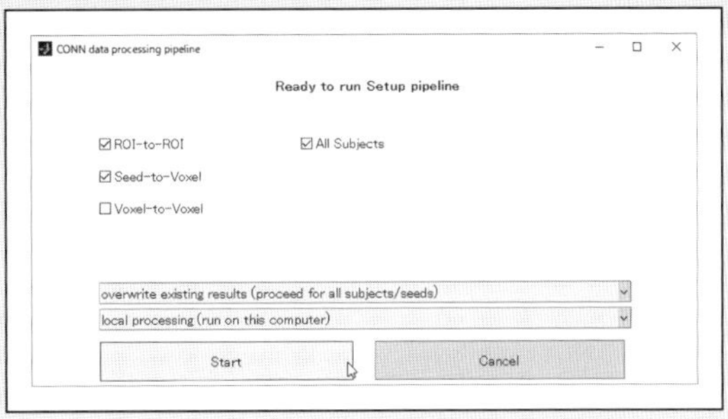

図4-63

▶デノイジング（Denoising）

　ここでは，時系列的前処理を行う．時系列的前処理とは，機能的結合の値を計算する前に，線形回帰やバンドパス（帯域通過型）フィルターを使用して，fMRI信号から体動，生理的ノイズなどのアーティファクトを除去する処理のことである．各ボクセルについてConfoundsの影響を線形回帰によって排除し，バンドパスフィルターで処理された残差（residual）の時系列データが生成される（**図4-64**）．デフォルトでは，(1) 白質とCSFマスク由来のfMRI信号（それぞれ5次元），(2) すでに定義されている被験者内共変量（「realignment」と「scrubbing」のパラメータ），(3) 主な条件効果（HRFで畳み込み積分された条件）の3つがConfounds（交絡因子）として設定されている．特に，白質とCSF由来の時系列による影響を除去する方法は「aCompCor法」と呼ばれており，CONNのデータ解析における大きな特徴となっている．

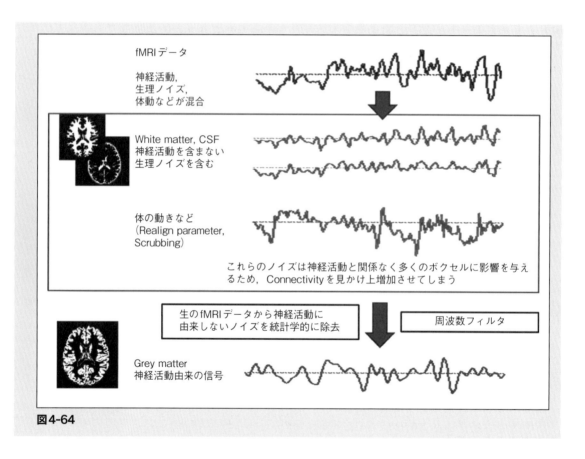

図4-64

1 「Options」までの処理が完了すると，または上部メニューの中にある「Denoising」をクリックすると，**図4-65**のようなウィンドウが表示される．

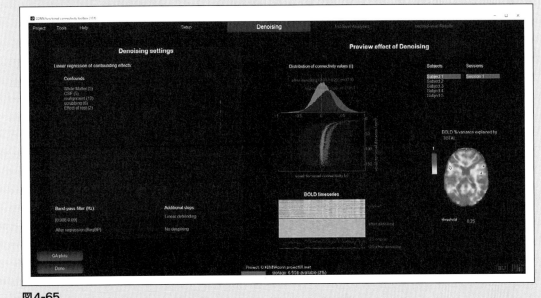

図4-65

2 「Denoising settings」では，時系列的前処理の設定を行う（**図4-66**）．「Confounds」リストには，回帰子として影響を取り除きたい変数が表示されており，変数の名前をクリックするとその変数の設定を確認したり変更することができる（**図4-66**）．「Denoising settings」のボックス内の右側にカーソルを移すと，「all effects」が表示される．このリスト内には，個人内の変数がすべて表示されている．特定の変数を「Confounds」に追加したい場合は，右側「all effects」リストの中からその変数を選択し，パネル中央の「<」をクリックする．逆に，Confoundsから変数を外したい場合には，左側の「Confounds」リストからその変数を選択して，パネル中央の「>」をクリックすればよい．

3 「Confounds」リストの下のグラフには，選択されているConfoundsの時系列データが「Confounds timeseries」として表示される（**図4-66**）．

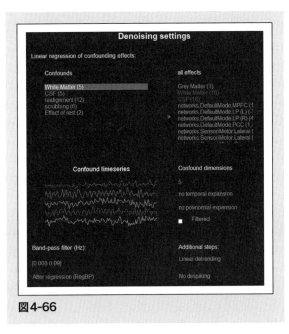

図4-66

4. 「Confounds」リストにおいて「Effect of rest」がデフォルト設定されているが（図4-67）、これはタスクに基づく回帰子（第1章の7頁、▶一般線型モデルによる脳活動の定式化）である。ここでは、被験者が特にタスクを行わず安静にしている状態で計測されたfMRIデータなので、fMRIデータの計測開始から終了までがひとつのタスクブロックと考えることができる。したがって、「Effect of rest」の「Confound dimensions」は「Inf」となる（図4-67）。この時系列は「Confound timeseries」に表示されている。その下に表示されているのが、この波形の1次微分である。

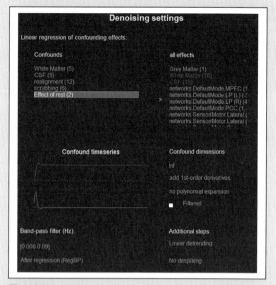

図4-67

5. 図4-67の「Denoising settings」ボックスの左下には、バンドパスフィルターの帯域情報（低域と高域、単位Hz）が表示されている。ここでは、デフォルト設定の「0.008～0.09」（Hz）のままでよい。その下の欄では、バンドパスフィルター処理をどのタイミングで行うかを設定することができる。デフォルトでは「After regression (RegBP)」となっており、このフィルター処理が回帰分析処理後に行われるという設定になっているので、ここではこのままにしておく。

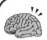

「Confounds timeseries」の右側に表示されている「Confounds dimensions」（図4-67）では、以下の3つのパラメータを設定することができる。

- 次元：「White Matter」、「CSF」においては、それぞれのマスク内ボクセルのfMRI信号の主成分分析によって、第16主成分までの主成分の時系列に分割される。デフォルトでは、第1～5主成分までの時系列をConfoundsとして回帰子に入れることによってその影響を排除する。「White Matter」と「CSF」のマスクにはニューロンが存在しないため、そのfMRI信号には、神経活動ではない生理的変動（脈動や脳脊髄液の流れなど）などが影響していると考えられる。この変動による影響を取り除くことにより、真の神経活動に伴うfMRI信号のみを抽出することができる（「aCompCor法」）。空間的前処理がすでに完了している場合は、「realignment」や「scrubbing」のパラメータが自動で追加される。デフォルトで、「realignment」はx, y, z軸方向の変位と回転（law, pitch, yaw）の6次元、「scrubbing」は外れ値として検出されたスキャン数として設定される。
- 微分次数：微分次数を1に設定すると時系列の1次微分もConfoundsに追加される。たとえば、「realignment」の微分次数はデフォルトで1に設定されているので、各要素の1次微分も加わって合計12次元のパラメータとして設定される。微分次数を2に設定すると2次微分の時系列が追加される。各パラメータの1次微分は変動の速度、2次微分は変動の加速度を反映しているので、解析対象とする実験計画やデータを考慮して判断する。
- 多項式展開：2次または3次の多項式展開を行った時系列を解析に加えることができる。

6 さらに，右下の「Additional steps」では，「detrending」と「despiking」の設定が表示される（**図 4-67**）．「detrending」は，各セッション内の1～3次のドリフトノイズを除去するための処理である．「despiking」は，外れ値スキャンの影響を軽減するための処理であり「Denoising」処理の前後いずれかで行うことができる．ここでは，それぞれデフォルト設定の「Linear detrending」，「No despiking」にしておく．

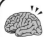

> ここで，タスクの影響を取り除く理由について考えてみよう．たとえば，ボタン押し反応を行う場合，そのタスクブロックにおいて一次運動野など運動関連領域のfMRI信号が増加する．タスクが終了するとその領域のfMRI信号は減少する．複数の脳領域において同じタイミングでfMRI信号の増減が起きると，この領域間における機能的結合は見かけ上高まってしまう．したがって，タスクの効果を共変量に入れその影響を除去することで，タスクを含むデータであってもあたかもResting stateのように取り扱うことができる．以下，その他の項目について解説する．
>
> - 中央の「Distribution of connectivity values (r)」のグラフ（**図4-68**）は，「Denoising」処理の前後におけるボクセル間のピアソン相関係数 (r) のヒストグラムを表している．体動などの典型的なConfoundsは，神経活動と無関係に脳全体のfMRI信号に同様のトレンド (trend) を与えるので，機能的結合に正のバイアスが生じることから，ヒストグラムは中央より右側に「シフト」することが多い（**図4-68**の灰色のヒストグラム）．Confoundsが除去されると，このヒストグラムはほぼ中央に移動し，正規分布に近づくことがわかる（**図4-68**の黄色のヒストグラム）．この黄色のヒストグラムのデータは，回帰分析によってConfoundsの影響が取り除かれた残差がバンドパスフィルター処理されたものである．その下のグラフは，ボクセル間の距離 (voxel-to-voxel distance (mm)) と機能的結合 (voxel-to-voxel connectivity (r)) との関係を表している．「Denoising」後（黄色のプロット）では，ボクセル間距離がある程度離れるとrの値が0に近くなることがわかる．
> - さらに，下のグラフは，各ボクセルの時系列を表したものである（**図4-69**）．上の帯状のグラフは「Denoising」処理前，下の帯状のグラフは「Denoising」処理後の時系列を表している．各グラフの縦方向に並んでいるピクセルは，ランダムに選択されたボクセル，横方向に並んでいるピクセルはその時間変化，色の明るさは信号の大きさを表している．「Denoising」処理後には，極端に大きな変動が抑制され一様な灰色に近づいていることがわかる（**図4-69**）．また，その下の「GS original」と「GS after denoising」は，それぞれ「Denoising」処理前後の全体の平均信号（GS：Global Signal）を表している．
> - また，右側パネルの「BOLD % variance explained by」の下に「TOTAL」と表示されているところ（**図4-65**）をクリックすると，様々なConfoundsが表示される．ここで選択されたConfoundによって説明される分散の合計 (r-square) が脳画像イメージとして，その下に表示される．「TOTAL」は，すべてのConfoundsによって説明される分散を示している．この図から，実際，ここではfMRI信号の大部分がノイズで説明されており，fMRI信号の中に含まれる神経由来の信号は大きく歪んでいる可能性があることがわかる．
> - さらに，左下の「QA plots」ボタンをクリックすると（**図4-70**），すべての被験者のヒストグラムが重ね書き表示される（**図4-71**）．このグラフから，異常値を示す被験者を容易に見つけることができる（**図4-71**）．

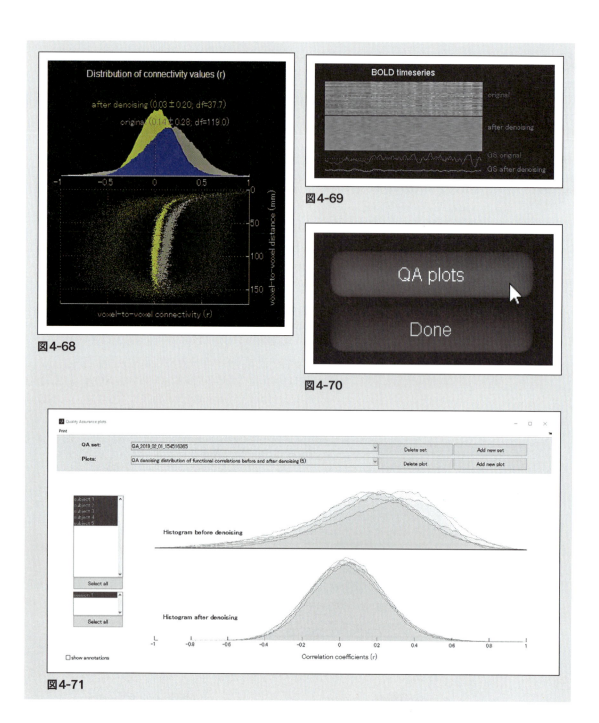

図4-68

図4-69

図4-70

図4-71

7️⃣ 以上，設定が完了したら，「Done」をクリックすると，「Denoising」処理の実行ウィンドウが表示される．「overwrite existing results (proceed for all subjects/seeds)」と「local processing (run on this computer)」はデフォルト設定のままで「Start」をクリックすると（**図4-72**），時系列的前処理が実行される．

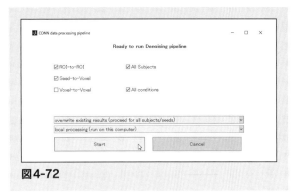

図4-72

▶ 機能的結合の個人解析（1st-level analysis）

ここでは，各個人について，ROI to ROI，Seed to Voxelの解析を行う．

1️⃣ 「Denoising」処理が完了すると，**図4-73**のような機能的結合の解析方法の選択場面が表示される．ここで，「ROI-to-ROI」または「Seed-to-Voxel」をクリックすると，**図4-74**のような解析画面に移る．中央上部「ANALYSIS_01」とあるのは，デフォルトで「ANALYSIS_01」という設定フォルダに情報が保存されることを示している．

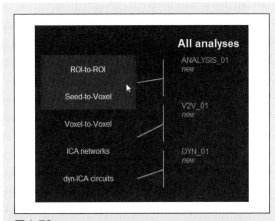

図4-73

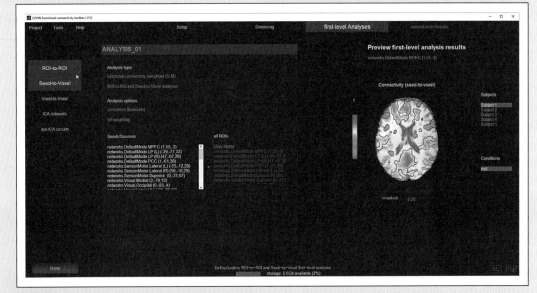

図4-74

2 その下に表示されている「Analysis type」(**図4-75**)では，どのように解析するかを選択する．デフォルトでは「functional connectivity (weighted GLM)」となっており，設定したROI間，あるいは特定のROIをSeedとしこれとその他のボクセルとの間でGLMによる回帰分析を行い，領域間の重みづけ回帰係数あるいは相関係数を機能的結合性の値とする設定になっている．さらに，下の「Analysis options」では，機能的結合解析の標準的な方法である2変量相関係数(「correlation (bivariate)」)がデフォルト設定されている(**図4-75**)．メニューから「regression」を選択すると回帰係数を計算することもできるが，ここではデフォルト設定のままにしておく．

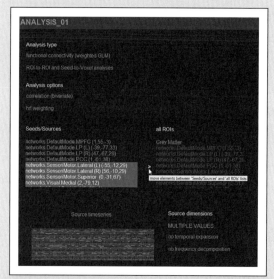

図4-75

3 なお，「semipartial」や「multivariate」を選択すると，すべてのROIがGLMに入力され，互いの活動の影響が取り除かれた重相関係数あるいは重回帰係数が計算される．

4 重みづけGLMを使用する場合は，「Analysis options」(**図4-75**)の「hrf weighting」の設定によって，各条件の相対的な重みを変更することもできる．デフォルトでは，その条件をHRFで畳み込み積分した回帰子の重みとして設定されている．

5 「Seeds/Sources」リストには，解析対象となるROIが表示されており，各ROIをクリックするとそのROIの設定を確認したり変更することができる．解析に含めたくないROIがある場合には，「Seeds/Sources」リストの中からそのROIを選択して，パネル中央の右矢印(>)をクリックすることで(**図4-75**)，右側の「all ROIs」リスト(Seeds/Sourcesにカーソルを合わせると表示される)

の中へ移動する(**図4-76**).ここでは,DMNについて検討を行うので,networks.DefaultMode.MPFC,networks.DefaultMode.LP(L),networks.DefaultMode.LP(R),networks.DefaultMode.PCCの4つ(第4章の90頁,前書き参照)を「Seeds/Sources」リストに残して,他のROIは全て右側の「all ROIs」に移動しておく(**図4-76**).

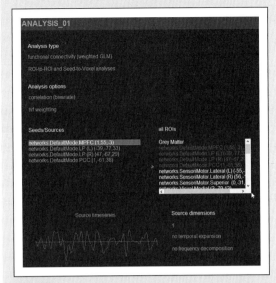

図4-76

6 **図4-77**は右側の「Preview first-level analysis results」で,現在選択されている被験者(ここでは「Subject 1」),条件(ここでは「rest」),ROI(ここでは「networks.DefaultMode.MPFC」)のSeed-to-Voxel解析の結果が,脳イメージとして表示されている.赤は正の機能的結合,青は負の機能的結合で,脳イメージ下部の「threshold」(ここでは「0.25」)よりも高い機能的結合性を有するボクセルが表示されている.

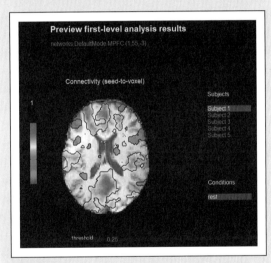

図4-77

7 図4-78のように,脳イメージ上の適当な場所にマウスカーソルを置くと,その脳領域の名称,座標,機能的結合性の値が表示される.この機能的結合性の値や「threshold」の値は,「Analysis options」で選択した機能的結合性の値に対応している.すなわち,相関が選択されている場合にはピアソンのr値をZ変換した値,回帰が選択されている場合にはβ値で表示される.

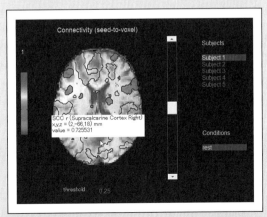

図4-78

8 最後に，左下の「Done」をクリックすると（**図4-79**），個人解析の実行ウィンドウが表示される（**図4-80**）．ここで，「overwrite existing results (proceed for all subjects/seeds)」と「local processing (run on this computer)」はデフォルト設定のままで，「Start」をクリックすると処理が行われる．

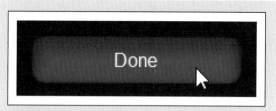

図4-79

9 すべての被験者に対してこの解析が実行され，被験者あるいは条件ごとに選択されたROI間のあらゆる組み合わせの機能的結合性と各ROIをSeedとした全脳領域との機能的結合性が計算される．この個人解析の結果は，プロジェクトファイルと同名のフォルダ内にある「results/first level」フォルダ内に「NIfTI」ファイルとしてエクスポートされる．

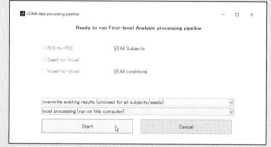

図4-80

▶ 機能的結合の集団解析（2nd-level analysis）

ここでは，各被験者の個人解析の結果を基にして，ROI-to-ROIとSeed-to-Voxelの集団解析を行う．

1 ROI to ROI解析

1 まず，左上の「ROI-to-ROI」をクリックすると（図4-81），図4-82のようなウィンドウになる．ここで，集団解析に必要な設定を行う．ROI-to-ROI解析では，ROIの第1主成分の時系列間の相関係数をZ変換した値が機能的結合性の値として計算される．

2 中央の「Subject effects」リストの中から1つまたは複数を選択し，所望の「Between-subjects contrast」を指定することによって，統計検定のためのコントラストを定義する．ここでは，「Subject effects」リストの中から「All subjects」を選択し，「Between-subjects contrast」欄に「1」を入力する．これによって，目的のROI間の機能的結合性の値が有意に「0」より大きいかどうか検定することができる．

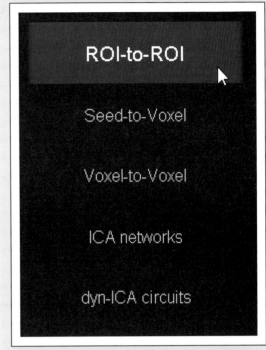

図4-81

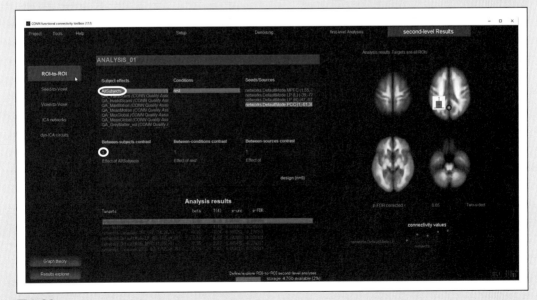

図4-82

〈グループ間比較を行う場合の設定方法〉

　たとえば，患者5名と健常者5名のグループ間比較を行う場合を考えてみる．まず，前述の「8 Covariates 2nd_level（116頁）」において説明したように，「Covariates」リストの中に「Patients：[1 1 1 1 1 0 0 0 0 0]；Control：[0 0 0 0 0 1 1 1 1 1]」という共変量が定義されているとする．SPM12における条件間比較と同様に，PatientsとControlの両方を選択し，「Between-subjects contrast」に「1 -1」または「-1 1」を入力することで，2つのグループ間の機能的結合性を比較することができる．

〈各被験者のコルチゾール値などの生理指標を用いて回帰分析する場合〉

　ここで，「Cortisol：[x_1 x_2 x_3 x_4 x_5 x_6 x_7 x_8 x_9 x_{10}]」という共変量が定義されているとする．この場合，cortisolの効果を見るだけでは不十分なので，まず「All subjects」の効果を統制する必要がある．「All subjects」と「Cortisol」の両方を選択し，「Between-subjects contrast」に「0 1」または「0 -1」を入力し「All subjects」の影響を統制することで，「Cortisol」に関する回帰分析を行うことができる．

〈条件が複数ある場合〉

　たとえば，安静時とタスク遂行時の機能的結合性を比較したい場合には，その複数の条件を選択し，「Between-conditions contrast」に「1 -1」などと入力することで解析することができる．同様に，複数のROIを選択して，「Between-sources contrast」のコントラストを指定することにより，複数のROIにわたる機能的結合の分析を行うことができる．たとえば，「MPFC」および「PCC」の両方のROIを選択し，コントラストを[1 0；0 1]（；は改行を示す）に設定することによって，これら2つのSeedのいずれかに機能的結合する脳領域を調べることができる．

3　集団解析における統計モデルは，「Subject effects」リストで選択した項目を回帰子とするGLMである．右側パネルには，選択されたモデルおよびコントラストについて，リアルタイムで推定された分析結果がaxialビューとして表示されている（**図4-83**）．これらの結果は，**図4-83**の下部に示されているように，デフォルトで$p<0.05$，FDR（False Discovery Rate）補正によるものである．

4　**図4-83**のように，右側の「Analysis results：Targets are all ROIs」をクリックし，ドロップダウンメニューからターゲットのROIを選択することができる．ここでは，「Analysis results：Targets are source ROIs only」を選択し（**図4-83**），DMNを構成する脳領域の間で解析を行う．一般に，すべての

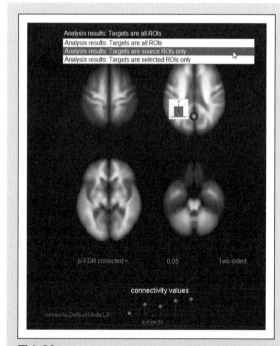

図4-83

ROIについて探索的に解析したくなるものではあるが，ROIの数が増えるほどすべての組み合わせで多重比較補正が必要になるので，有意な結果が見つけられにくくなってしまうので注意してほしい．

5️⃣ 右側にカーソルを移動すると下方に表示される「display 3D」をクリックすると（**図4-84**），この機能的結合の結果を3D脳画像として表示することができる（**図4-85**）．

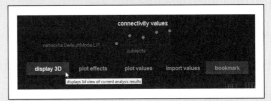

図4-84

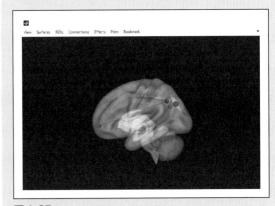

図4-85

6️⃣ 「Analysis results」の表の空欄を右クリックして「Export stats」を選択すると，この表を「*.txt」，「*.csv」，「*.mat」ファイルにエクスポートすることができる（**図4-86**）．

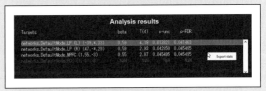

図4-86

7️⃣ さらに，左下の「Results explorer」をクリックすると（**図4-87**），「ROI second-level results」のウィンドウが立ち上がる．ここに選択したROI間における有意な機能的結合がグラフィカルに表示される．右の「Define connectivity matrix」のプルダウンメニューから，分析対象となるROIを設定することができる．ここでは，「Targets are source ROIs only」を選択している．次に「Select seed ROIs」で，設定したROIの中からSeedを選ぶ．ここでは，「networks. Default Mode PCC (1, -61, 38) (4)」

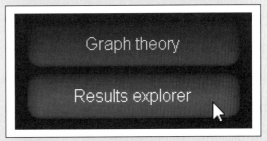

図4-87

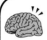
「Define thresholds」では閾値の設定ができる．デフォルトでは機能的結合の強さ（intensity）を基に統計解析が行われ，設定した閾値を超えた結果が左側パネルに色付きのラインで表示される．両側検定（two-sided）の場合，正の機能的結合性は赤系，負の機能的結合性は青系の線で表示される．閾値は，補正なしp値（p-uncorrected），Seedレベル補正p値（p-FDR（seed-level correction）），解析レベル補正p値（p-FDR（analysis-level correction））の3種類から選ぶことができる．

Seedレベル補正では，ある領域をSeedとした場合の機能的結合に関心があるので，ROIの全数から1を引いた数（ここでは4－1＝3回）の検定を行うとみなして補正を行うが，解析レベル補正では，選択したすべてのSeedと他のROIとの組み合わせの数（ここでは $_4C_2=6$ 回）だけ検定が必要になるため，より厳しい検定となる．

ア・プリオリにある領域をSeedとした機能的結合に関心がある場合は，Seedレベル補正による検定でよい．たとえば，ここで，PCCをSeedとした解析を行うと，左右のLP，MPFCと有意な機能的結合が認められる（図4-88）．

一方，解析レベル補正p値（analysis-level correction）を用いて探索的な解析を行うと（Select all），左右LP間の機能的結合が新たに見つかる代わりに，PCCと右LP，MPFCとの機能的結合は有意ではなくなってしまう（図4-89）．このように，むやみに総当たりの解析を行うと有意な結果が見つかりにくくなる場合があるので注意が必要である．

CONNではパーミュテーションテストを用いたクラスタレベルの多重比較補正が可能であり，「Enable permutation test」をクリックすると，計算が開始される（図4-90）．PCのスペックにも依存するが，現在の一般的なPCでは2〜5分ほどかかる印象である．計算が終了すると，ROI to ROI解析ではNetwork-based statistic（NBS）[4]によるネットワーク（有意な機能的結合で接続されたROIの集まり）レベルの統計値が表示される．Seed to Voxel解析ではクラスタレベル補正の結果がパーミュテーションテストを反映したものに変換される．近年，脳機能研究における統計的誤謬が大きな問題として取り上げられている[6]．Eklundら[7]によると，実にこれまでの研究報告の約7割が擬陽性，つまり誤って有意と判断された結果であると見積もられている．この論文では過去のクラスタレベル補正の根拠として用いられてきたRandom field theory（Fristonら）[5]の仮定が誤謬の一因となっている可能性が挙げられており，パーミュテーションテストによるノンパラメトリックな手法を用いたクラスタレベル補正はその対応策として有効であると考えられる．この論文の主張がすべて正しいとは限らないが，今後の研究においては統計検定に対してより慎重であるべきということは確かである．

を選択してみると，**図4-88**のように結果が表示される．また，「Select all」をクリックするとすべてのROIについて総当たりの機能的結合を解析することができる．このように，左側には各ROI間の機能的結合性が円形のグラフとして表示され，右下の表には結果の一覧が表示される．表の中で右クリックをすると表のエクスポートや結果の並べ替えを行うことができる．

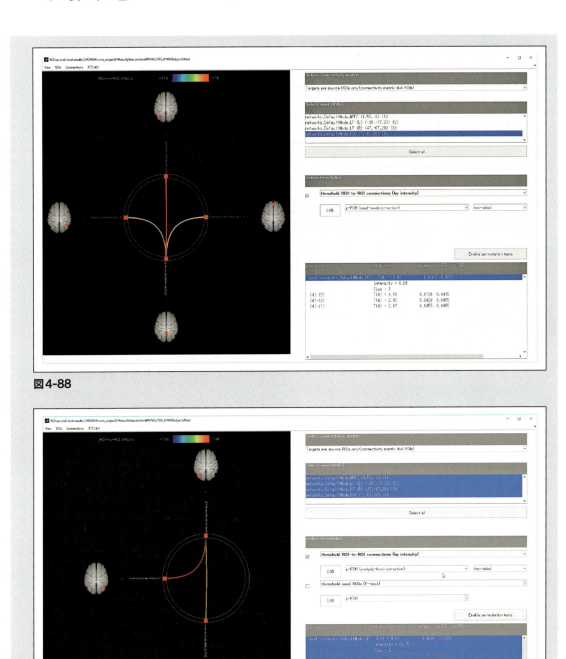

図4-88

図4-89

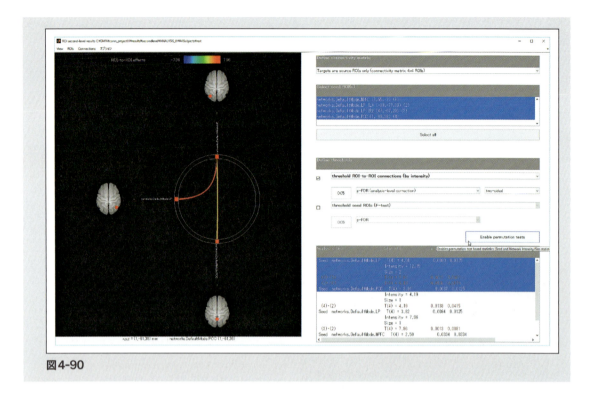

図4-90

2 Seed to Voxel解析

1 ここでは，Seed to Voxel解析を行う．左の「Seed-to-Voxel」をクリックすると（**図4-91**），Seed-to-Voxel解析を実行することができる．この解析では，あるROIの主成分と全脳のその他のボクセルとの機能的結合を調べることができる．「Subjects effects」，「Conditions」，「Seeds/Sources」の選択方法は，「129頁の**1**ROI to ROI解析」と同様である．

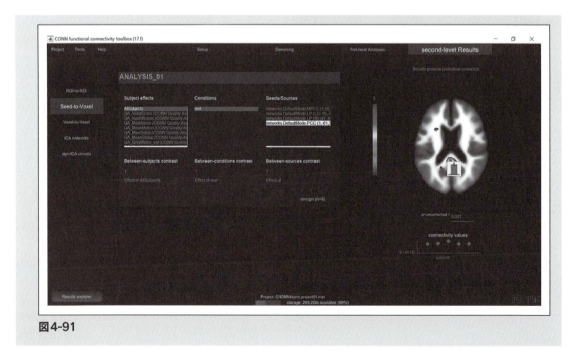

図4-91

134

2 ただし，ここでは「❶ROI to ROI解析」とは異なり，デフォルトでは，多重比較補正前のp<0.001の結果（p-uncorrected<0.001）が表示されている（**図4-92**）．この検定結果は，脳イメージ上で閾値を超えたボクセルがカラーマップで表示される．Seedと有意な正の機能的結合性が赤系の色で，負の機能的結合性が青系の色で表示される．脳イメージ上でマウスカーソルを移動すると，その場所の様々な情報が表示される．

3 また，「❶ROI to ROI解析」と同様に，解析したいコントラストを設定した状態で「Results explorer」をクリックすると，グラフィカルな表示でより詳細な解析ができる．ここでは，**図4-91**のように，「Seeds/Sources」でPCCを選択すると，脳イメージ上にConnctivity valuesが表示される（**図4-92**）．この状態で「Results explorer」をクリックしてみる．

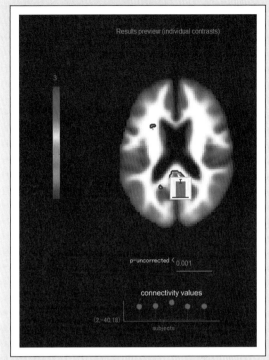

図4-92

4 すると，**図4-93**のような解析結果が表示される．上部にある「height threshold：p<」と「cluster threshold：p<」の欄では，それぞれボクセルレベルとクラスタレベルの閾値を設定することができる．下には，設定された閾値を超えたクラスタが脳の3Dイメージ上に色付きで表示される（**図4-93**）．ボクセルレベルとクラスタレベルの検定や閾値の設定などについては，すでに「第1章の13頁，▶脳活動の有意性検定」で詳しく解説してあるので参照してほしい．

5 統計は，デフォルトでは正方向（positive contrast）のみの片側検定となっているが，右上のドロップダウンメニューで負（negative contrast）あるいは両側（two-sided）に変更することもできる（**図4-94**）．さらに，その下のドロップダウンメニューでは，「132頁，❶ROI to ROI解析，メモ」でも述べたパーミュテーションテストを用いたノンパラメトリック―クラスタレベル多重比較補正（「non-parametric stats」）を行うことができる（**図4-95**）．

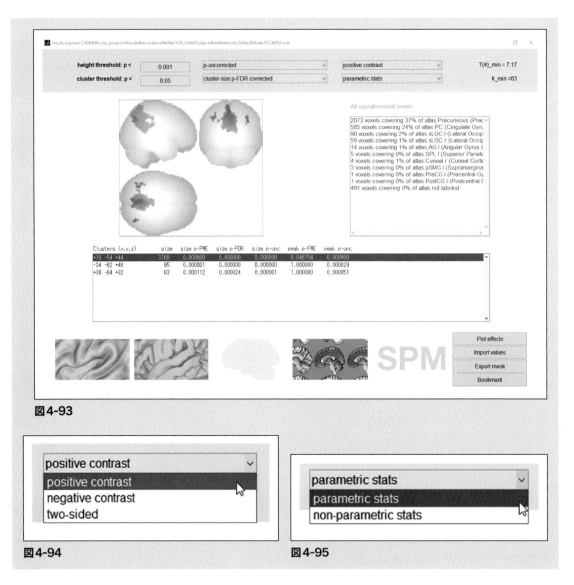

図4-93

図4-94

図4-95

6 下の表には，各クラスタにおけるピークボクセルの位置 (Clusters (x, y, z)；mm)，ボクセル数 (size)，FWE補正 (size p-FWE)，FDR補正 (size p-FDR)，未補正 (size p-unc)，さらにピークレベルのFWE補正された確率 (peak p-FWE)，未補正 (peak p-unc) の確率の値が表示される (図4-96). ここでは，PCCを中心としたクラスタや左右のLPのクラスタが有意な結果として表示されているが，被験者数が5名と少ないこともあり，MPFCは有意な結果として出てい

図4-96

ない（**図4-96**）．機能的結合研究では一般的な被験者数である20名前後までデータを増やせば，有意な結果になるのかもしれない．表の中で右クリックして「Export table」を選択すると，閾値を超えたクラスタとその統計値を含むテキストファイルを出力することができる（**図4-96**）．

7 右下の「Plot effects」をクリックすると（**図4-97**），選択したクラスタを「NIfTI」のマスクファイルとしてエクスポートすることができる．これらのクラスタをあらためてSeedとして使用し事後分析などに利用することもできる．

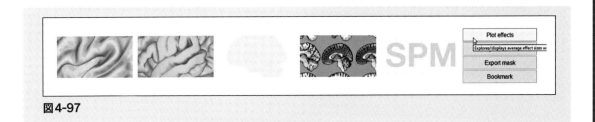

図4-97

8 下部の大きなボタンは結果をわかりやすく視覚化できる．左から「サーフェス表示」（**図4-98**），「ボリューム表示」，「グラスブレインによる3D表示」（**図4-99**），および「スライス表示」（**図4-100**），「SPMへのエクスポート」（第2章の67頁，▶脳活動の集団解析，**3**集団解析結果の表示）（**図4-101**）となっており，それぞれ便利な機能なので，適宜活用してもらいたい．

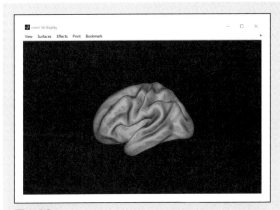

図4-98

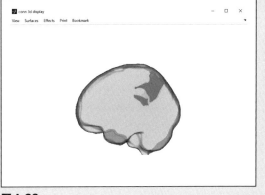

図4-99

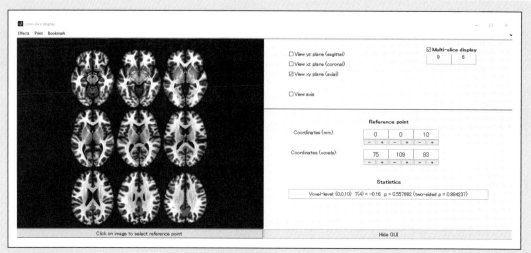

図4-100

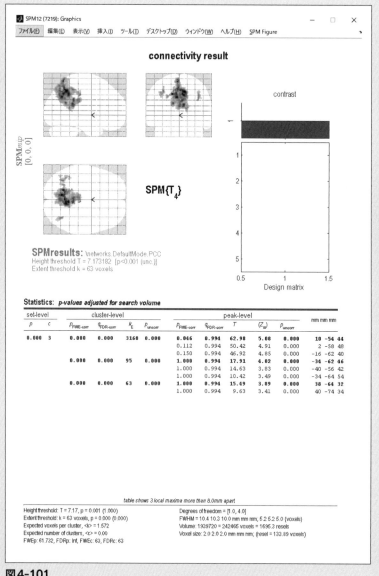

図4-101

引用文献

1）Buckner RL, Andrews-Hanna JR, et al：The brain's default network：anatomy, function, and relevance to disease. Ann N Y Acad Sci, 1124：1-38, 2008.

2）Friston KJ, Frith CD, et al：Functional connectivity：the principal-component analysis of large（PET）data sets. J Cereb Blood Flow Metab, 13：5-14, 1993.

3）Biswal B, Yetkin FZ, et al：Functional connectivity in the motor cortex of resting human brain using echo-planar MRI. Magn Reson Med, 34：537-541, 1995.

4）Andrew Zalesky, Alex Fornito, et al：Bullmore Network-based statistic：Identifying differences in brain networks. Neuroimage, 53：1197-1207, 2010.

5）Friston KJ, Worsley KJ, Frackowiak RSJ, Mazziotta JC, Evans AC. Assessing the significance of focal activations using their spatial extent. Hum Brain Mapp, 1：210-220, 1994.

6）Vul E, Harris C, et al：Puzzlingly high correlations in fMRI studies of emotion, personality, and social cognition. Perspectives on Psychological Science, 4：274-290, 2009.

7）Anders Eklund, Thomas E. Nichols, and Hans Knutsson：Cluster failure：Why fMRI inferences for spatial extent have inflated false-positive rates. PNAS, 113：7900-7905, 2016.

参考文献

1）Whitfield-Gabrieli, Nieto-Castanon, Conn：a functional connectivity toolbox for correlated and anticorrelated brain networks. Brain Connect, 2：125-141, 2012.

2）Martijn, Hilleke, Exploring the brain network：A review on resting-state fMRI functional connectivity. European Neuropsychopharmacology, 20：519-534, 2010.

3）Muschelli J, Nebel MB, et al：A Reduction of motion-related artifacts in resting state fMRI using aCompCor. NeuroImage, 96：22-35, 2014.

webサイト　https：//www.nitrc.org/projects/conn
https：//web.conn-toolbox.org/home
https：//web.conn-toolbox.org/resources/manuals

（元村祐貴，菊池吉晃）

| Chapter

5章 PPI(Psychophysiologi-cal Interaction)解析

　本章における解析の目的は，1人称視点模倣に比べて3人称視点模倣で右手運動のコントロールに関与する左一次運動野との機能的結合がより強くなる脳領域を推定することである．本章では，特に被験者2（sub2）を対象としてPPIの個人解析を行う．まず，本書付属の「PPI」フォルダを自分のPCのCドライブに保存しよう．

▶PPI解析とは

　第4章でもすでに説明したように，そもそも脳の個々の領域は独立に活動しているわけではなく，領域間でネットワークを形成し協調的に情報のやり取りをしている．第2章で解説したように，SPM12による脳活動の解析からタスクに関連する脳領域を推定することはできても，その領域間の関係性を明らかにすることはできない．また，第4章で解説したようなCONNによる機能的結合性の解析から複数の脳領域間の時間相関を明らかにすることはできても，タスクがその脳領域間の関係性にどのような影響を及ぼすかについて明らかにすることはできない．本章で解説する効果的機能的結合性 (Effective functinal connectivity) 解析に分類される「PPI (PsychoPhysiological Interaction；心理生理学的交互作用)」の解析は，脳領域間の機能的結合性に対する，心理，精神，運動，認知などの課題やコントラストに内在する心的過程 (Psychological process) の影響や効果を明らかにすることができる．PPIの解析は，以下の回帰式で表現される．

$$y(t) = \beta_1 \cdot P(t) + \beta_2 \cdot Y(t) + \beta_3 \cdot PPI(t) + e(t) \cdots (1)$$

　ここで，$y(t)$ はPPI解析の対象となる脳領域のfMRI信号を表している．$P(t)$ は心的過程 (Psychological process) に対応する回帰子であり，ブロックデザインの場合はタスクブロックの回帰子やコントラスト（第1章の7頁，▶一般線形モデルによる脳活動の定式化）に対応する．$Y(t)$ はSeedのfMRI信号を表す回帰子，$PPI(t)$ は，心的過程とSeedの神経活動（第1章の9頁参照）との積をHRFで畳み込み積分したfMRI様の時系列を表す．β_1，β_2，β_3は，それぞれ$P(t)$，$Y(t)$，$PPI(t)$ の係数（偏回帰係数）である．β_1は対象となる脳領域と心的過程との相関（心的過程による主効果）の大きさ，β_2は対象となる脳領域とSeedとの時間相関（Seedとの機能的結合による主効果）の強さであり，β_3はこれらとは独立なSeedの神経活動と心的過程との交互作用の大きさを表している．そして，$e(t)$ はノイズを表す．この回帰式 (1) において，PPI解析の帰無仮説H_0は，以下のように表すことができる．

$$H_0 : \beta_3 = 0 \cdots (2)$$

　このようにPPI解析で主役を担う変数である$PPI(t)$ は，以下の方法で計算される時間関数である（図5-1）．まず，SeedのfMRI信号を逆畳み込み積分（第1章の9頁，▶一般線形モデルによる脳活

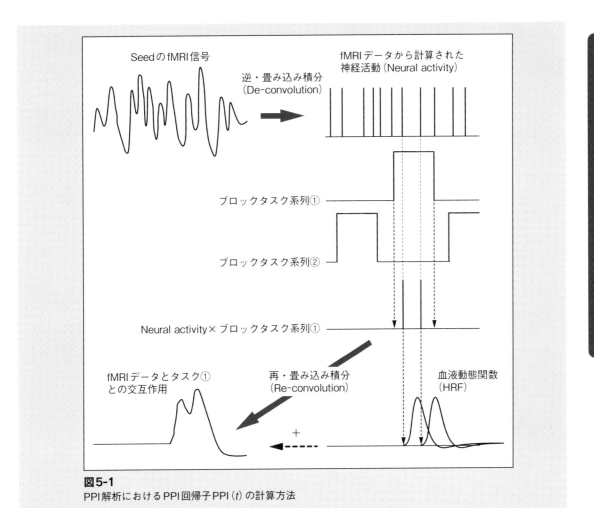

図5-1
PPI解析におけるPPI回帰子PPI(t)の計算方法

動の定式化)することによって，このfMRI信号の発生原因と想定される**図5-1右上**に示すような神経インパルスの時系列に戻す．このインパルス系列は，特に「神経活動(Neural activity)」と呼ばれる(第1章の9頁，▶一般線形モデルによる脳活動の定式化)．そして，この系列とPPI解析で対象とする心的過程(**図5-1**は単純なブロックタスク①の例)との積を計算し，これを再びHRFで畳み込み積分する．すると，**図5-1左下**のように，個々の神経活動に対応するHRFが互いに重なり合ったfMRI信号様の時系列が得られる．この時系列がPPIの回帰子，すなわち$PPI(t)$である．次節以降では，特に被験者2についてPPIの個人解析を行う．ここでは，すでに先行研究において報告されている「左一次運動野(L M1：Left primary motor cortex)」をSeedとする．さらに，「心的過程」は，第2章と第3章で設定した「3PP vs. 1PP」コントラストとする．したがって，ここでは，「L M1の神経活動」と「1人称視点(1PP)と比較した時の3人称視点(3PP)における特徴的な心的過程(「3PP＞1PP」)」との交互作用の回帰子が$PPI(t)$ということになる．

さらに，PPI解析では，一般に，帰無仮説(2)の検定を全脳の各ボクセルについて行う．次節で解析対象とした被験者2の例で考えると，PPI解析は**図5-2**のようになる．このように，(1)式に基づくPPI解析には2パターン存在する．ひとつは，**図5-2左**に示すように，「3PP＞1PP」という心的過程が関与することで，L M1との機能的結合が有意に強くなる脳領域を，全脳の個々のボクセルについて探索すること，もうひとつは，**図5-2右**に示すように，L M1の神経活動が関与することで，心的過程との相関が有意に高くなる脳領域を，全脳の個々のボクセルについて探索することである．回帰式(1)と帰無仮説(2)は，この両者の可能性を包含している．実際，被験者2についてPPI解析を

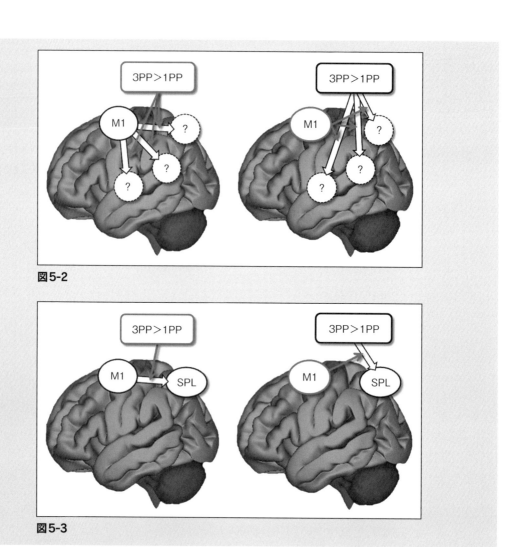

図5-2

図5-3

行うと，後述するように(167頁，**図5-64**)，左半球の上頭頂小葉(SPL：Superior Parietal lobule)/頭頂間溝が交互作用と有意な正の相関を示すという結果が得られる．この結果の解釈を示したのが**図5-3**である．このように，得られた結果についても，同様に2つの解釈が可能になる(**図5-3左と右**)．したがって，PPIの解析結果について，論文などで考察を行う場合には特に注意が必要である．

▶ SPM12によるPPI解析

PPIの解析は，まず，通常のfMRIデータ解析と同様に，前処理(Preprocessing)，個人レベル(1st-level analysis)，集団レベル(2nd-level analysis)の解析が完了したところから始まる．一般に，この結果から，どのような心的過程(コントラスト)の影響を見るべきか，あるいはどのような脳領域をROIに設定すべきかを判断することになる．調べたい心的過程やROIが決まったら，以下に示すようなPPIの個人解析を行い，その後，集団解析を行うことになる．本章では，紙面の都合上，被験者2のPPIの個人解析に焦点を絞って解説する．

PPIの個人解析の具体的な流れは，以下の通りである．
(1) Seedを設定する．

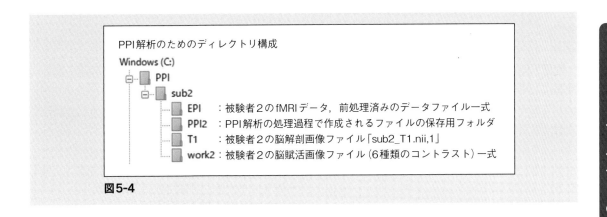

図5-4

(2) PPI回帰子を定義し,デザインマトリクスを作成する.
(3) fMRIデータをGLMに設定する.
(4) GLMの回帰子の偏回帰係数を計算する.
(5) コントラストを作成し,課題遂行に伴ってSeedと機能的結合が有意に強くなる脳領域を推定する.

　本章で使用する脳画像データについては,実験条件や被験者は第2章で扱ったデータと全く同じである.本章で扱う脳画像データのフォルダ構成は,図5-4のようになっている.「PPI」フォルダの下位フォルダとして「sub2」フォルダが設置してある.このフォルダの下位には,「EPI」,「PPI2」,「T1」,「work2」フォルダが設定されている.「EPI」には,被験者2の脳機能画像データ「sub2_001.nii,1」～「sub2_204.nii,1」(EPI画像),「PPI2」は,PPI解析を行う過程で作成・出力されるファイルを保存するための作業用フォルダなので,最初は空のフォルダとなっている.「T1」フォルダには被験者2の脳解剖画像データ「sub2_T1.nii,1」(T1画像)が保存されている.そして,「work2」フォルダには,第2章で解説した方法で行った脳活動解析の結果(コントラスト)が保存されているが,第2章で使用した「Work」フォルダの内容とは異なっていることに注意してほしい.本章で使用する「work2」フォルダには,事前に作成された6種類のコントラストが保存されている.このコントラストファイルは,「001{T}:1PP_right(ファイル名:con_0001.nii)」,「002{T}:1PP_left(con_0002.nii)」,「003{T}:3PP_right(con_0003.nii)」,「004{T}:3PP_left(con_0004.nii)」,「005{T}:1PP_vs_3PP(con_0005.nii)」,「006{T}:3PP_vs_1PP(con_0006.nii)」となっている.
　以下,被験者2のPPI個人解析について説明する.

1 Seedの設定

　機能的結合する脳領域を調べるためには，まず元となる脳領域 (Seed) を決定し，その領域の座標を基にしてROIを設定し，その「*.mat」ファイルを作成する．Seedの設定には通常何らかの根拠が必要であることから，先行研究の集団解析 (もしくは個人解析) から得られた脳活動領域，Localizerで得られたクラスタ，あるいはメタアナリシスで報告されている座標などを用いて作成されることが多い．本章では，運動学習に関するメタアナリシス研究[1]のTable 1に示されている左半球一次運動野 (L M1) のMNI座標 (-38 -24 58) を中心とした半径5mmの球形をSeedとして設定し (図5-5)，PPI解析を行うことにする．

1　Matlab上でSPM12を起動する．

2　Menuウィンドウの「Results」をクリックして (図5-6)，ファイル選択画面を立ち上げる (図5-7)．

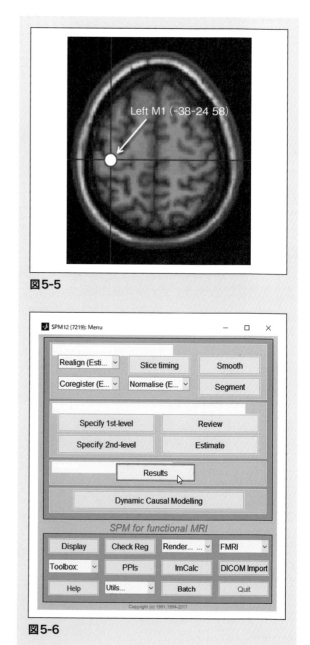

図5-5

図5-6

3 ここで，「PPI」フォルダの中にある「sub2」フォルダに移動し，「sub2」フォルダからさらに，前述の脳活動に関する6種類のコントラストファイルが保存されている「work2」フォルダに移動し，その中に保存されている「SPM.mat」ファイルを選択し（**図5-7**），「Done」をクリックする．この「SPM.mat」ファイルには，すでにSPM12を用いて脳活動を解析した結果が入っている．**図5-8**のように，「SPM contrast manager」ウィンドウにおいて，「001{T}：1PP_right」，「002{T}：1PP_left」，「003{T}：3PP_right」，「004{T}：3PP_left」，「005{T}：1PP_vs_3PP」，「006{T}：3PP_vs_1PP」がすでに作成されていることが確認できる．

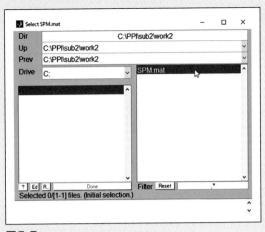

図5-7

4 この6種類のコントラストの中から，ここでは，最上段にある「001{T}：1PP_right」というコントラストを選択し，「Done」をクリックする（**図5-8**）．ちなみに，ここで選択するのは，被験者2のコントラストであればどのコントラストでもよい．

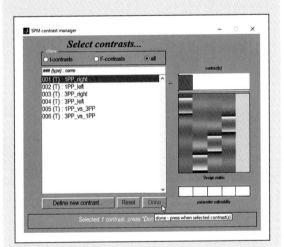

図5-8

5 すると，**図5-9**のようになるので，「apply masking」では「none」を選択し，「p value adjustment to control」でも「none」を選択する（**図5-10**）．次に表示される「threshold{T or p value}」には「1」を入力し，Enterキーを押す（**図5-11**）．さらに，「& extent threshold{voxels}」はデフォルト設定の「0」のままEnterキーを押す（**図5-12**）．

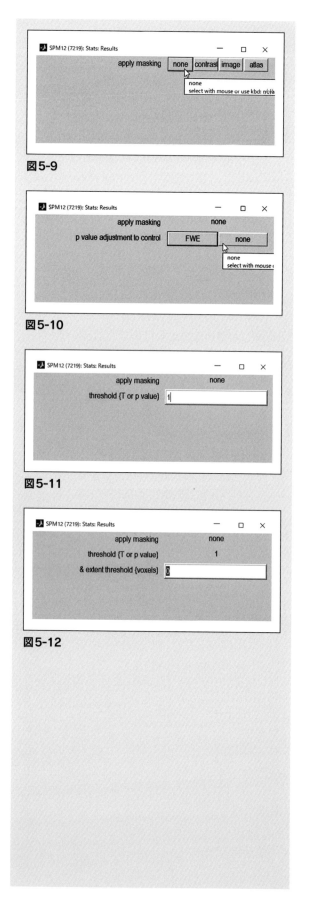

図5-9

図5-10

図5-11

図5-12

6 すると，脳全体が黒く表示された画像，すなわち，閾値が最低の値に設定されているので脳全体が活動しているように見える脳画像イメージが表示される（図5-13）．

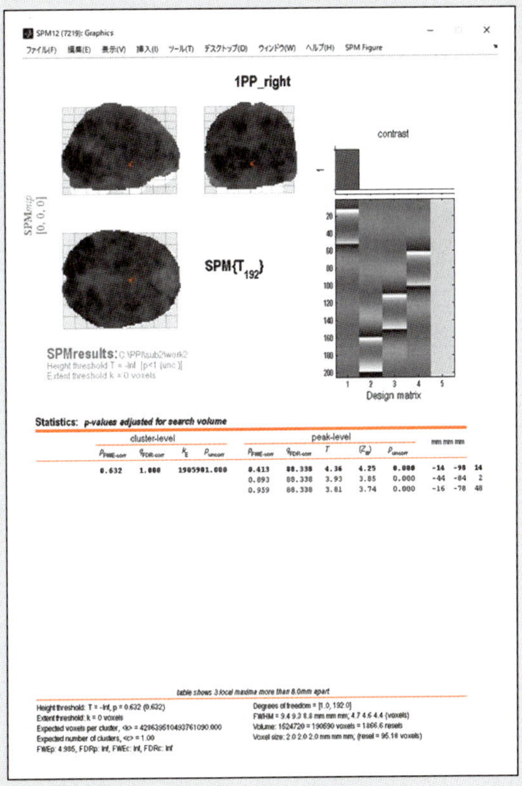

図5-13

7 次に，Resultsウィンドウの下方に「co-ordinates」と白字で表記されている3つのテキスト入力用ボックスに（図5-14），このPPI解析で使用するSeedのROI座標（144頁，図5-5）の中心座標値（-38 -24 58）を入力する．すなわち，「x=-38」，「y=-24」，「z=58」と入力し，Enterキーを押す（図5-14）．

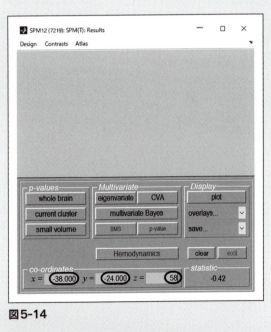

図5-14

8 すると，Graphicsウィンドウの脳画像上に赤で表示されている「<」が，7で入力した座標の位置に移動する（図5-15）．この座標は，Graphicsウィンドウの左側にグレー文字で縦方向に[-36, -24, 58]と表示される．

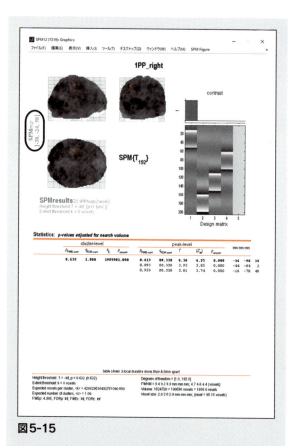

図5-15

9 さらに，Resultsウィンドウ中央の「Multivariate」枠内の「eigenvariate」をクリックする（図5-16）．

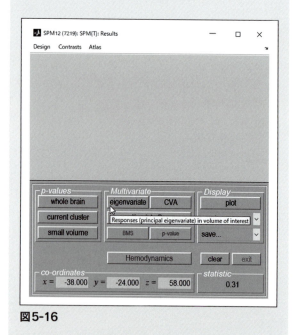

図5-16

10 すると，Interactiveウィンドウに「VOI time-series extraction：at [-38 -24 58]」と表示される．ここで，「name of region」に「VOI」とデフォルト表示されるので（**図5-17**），VOI（Voxel of interest；ROIと同義）の領域名を新たに入力する．ここでは，「左一次運動野」という意味で「L_M1」と入力し，Enterキーを押す（**図5-18**）．

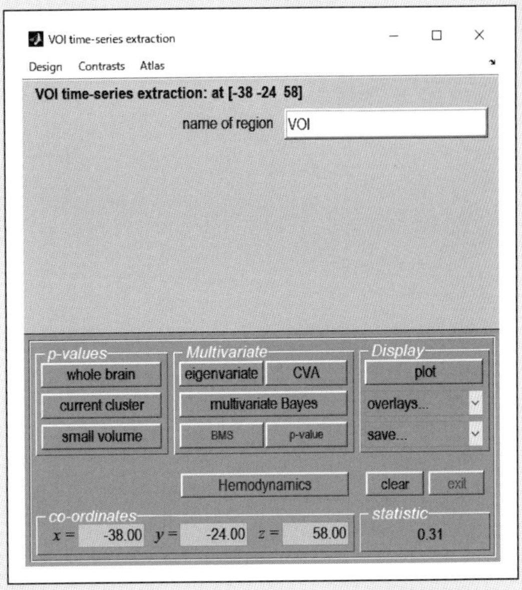

図5-17

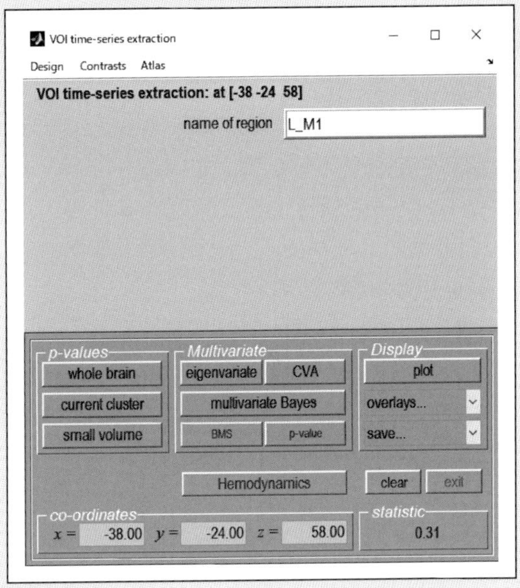

図5-18

11 次に,「adjust data for (select contrast)」と聞いてくるので,「<don't adjust>」を選択する(図5-19).

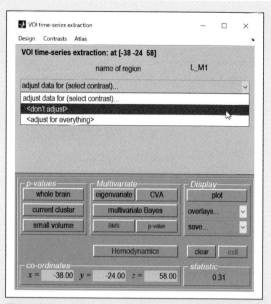

図5-19

12 すると,「VOI definition」と表示される.これは,先ほど設定したSeedの座標を中心にどのような形と大きさのVOIを設定するかを聞いている.ここでは,VOIを球形として設定することにする.したがって,「sphere」をクリックする(図5-20).

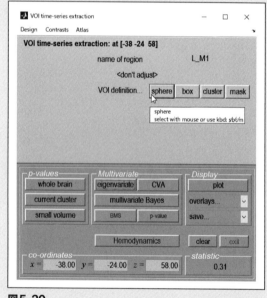

図5-20

13 引き続き，「sphere radius (mm)」と，その球の半径を聞いてくるので，ここでは「5」を入力し，Enterキーを押す（**図5-21**）．一般に，VOIの設定は，Seedの元来の解剖学的な大きさやその座標に基づくほかの領域との位置関係，あるいは「Smoothing」処理のパラメータなどによって調整する必要がある．特に大きい値を使用する場合には注意が必要である．一般的には，4 mm〜6 mm程度の範囲で設定されることが多い．

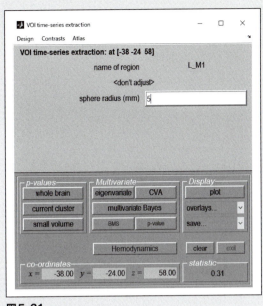

図5-21

14 すると，Graphicsウィンドウの左下方に，作成したSeedのVOIが投影された脳画像とその右にVOIの活動の時系列がグラフとして表示される（**図5-22**）．

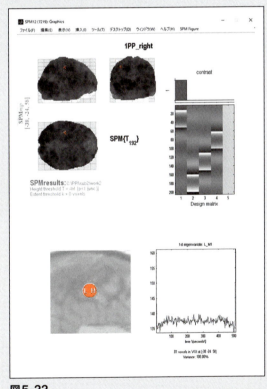

図5-22

15 この一連の手続きによって，Seedの VOIファイルが作成されたことになる．このVOIファイルは，被験者2の「SPM.mat」ファイルが保存されている「work2」フォルダ内に自動的に保存される（**図5-23**）．ここで，このVOIのファイル名が10で入力した名前に基づいて「VOI_L_M1_1」となっていることが確認できる（**図5-23**）．

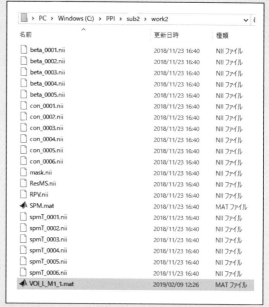

図5-23

2 回帰子の設定

ここでは，PPI解析の回帰式における3つの回帰子を設定する．これは，すなわち，心的過程の項「P」，Seedの神経活動の項「Y」，両者の交互作用の項「PPI」である．

1 Menuウィンドウにある「PPIs」をクリックする（**図5-24**）．

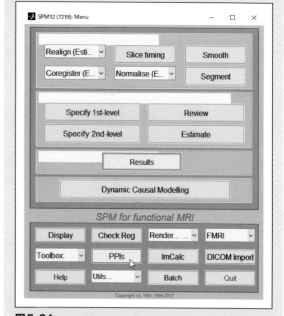

図5-24

152

2 すると，ファイル選択ウィンドウが表示されるので，1Seedの設定（144頁）で作成したSeedのVOIファイルが保存されているフォルダ（「C：¥PPI¥sub-2¥work2」）に移動し（**図5-25**），「SPM.mat」ファイルを選択して，「Done」をクリックする．

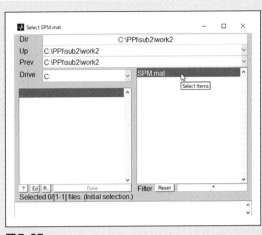

図5-25

3 すると，「PPI Setup」ウィンドウで「Analysis type?」と聞いてくるので，プルダウンメニューから「psychophysiologic interaction」を選択する（**図5-26**）．

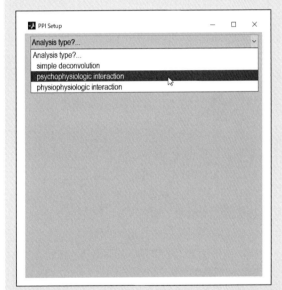

図5-26

4 ここで，ファイル選択ウィンドウが立ち上がるので，SeedのVOIファイル（「VOL_L_M1_1.mat」）を選択して，「Done」をクリックする（**図5-27**）．

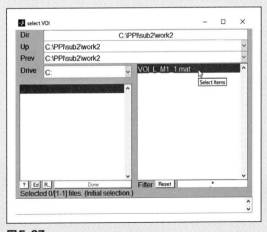

図5-27

5 すると,「PPI setup」ウィンドウに「Psychological variable」と表示される(図5-28).ここでは,PPI回帰式における心的過程の項「P」の設定を行う.PPI解析の目的は,特定の心的過程が脳領域間の機能的結合性に関係するかどうかを検討することである.ここでは,1人称視点模倣に比べて3人称視点模倣条件で一次運動野との結合がより強くなる脳領域を明らかにするのが目的である.すなわち,ここでの心的過程の項「P」に対応するコントラストは「(3PP_right＋3PP_left)－(1PP_right＋1PP_left)」となる.したがって,ここでは,心的過程の項のパラメータについては,「1PP_right＝-1」,「1PP_left＝-1」,「3PP_right＝1」,「3PP_left＝1」と設定することになる.

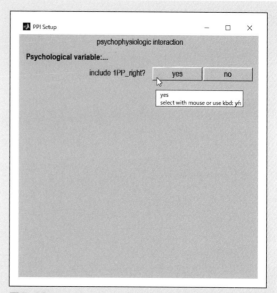

図5-28

6 まず,「include 1PP_right?」で「yes」をクリックすると(図5-28),次に「Contrast weight」と表示されるので,ここに「-1」を入力し,Enterキーを押す(図5-29).その後,他の3つの条件についても同様な手続きで,5で示したパラメータの値を入力する.ここでは4種類すべての条件をPsychologic variableとする設定を行ったが,目的によっては必ずしもすべての条件を含む必要はない.たとえば,1PP_rightと1PP_leftを比べたい場合には,「1PP_right＝1」,「1PP_left＝-1」と設定し,「include 3PP_right?」と「include 3PP_left?」には「no」を選択すればよい.

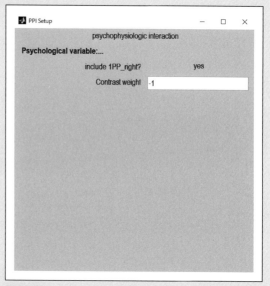

図5-29

7 入力が完了すると，「Name of PPI」と表示され，作成した回帰子の名前を入力するよう要求されるので，ここでは「3PP_vs_1PP」と入力して（図5-30），Enterキーを押す．

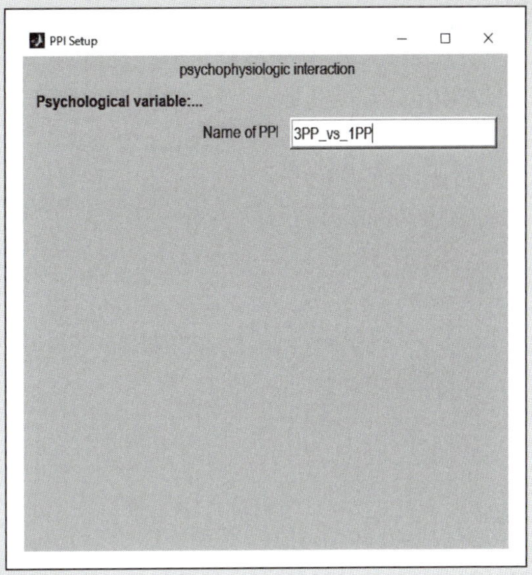

図5-30

8 すると，「Physio/Psycho-Physiologic Interaction」のGraphicsウィンドウが立ち上がる（図5-31）．左上にはこれまでに入力された情報が表示される．また，表示されている3種類のグラフの内，上段のグラフには，SeedのfMRI信号とそれが逆畳み込み積分された時系列（神経活動；neuronal）（第1章の9頁，▶一般線形モデルによる脳活動の定式化）が重ねて表示されている．また，左下のグラフには，**5**で設定したpsychologic variableに対応するコントラストを構成するタスクブロック（点線）とそれがHRFで畳み込み積分された波形（実線）が表示されている．さらに，右下のグラフには，そのタスクブロックと神経活動とが掛け合わされHRFによって畳み込まれたPPI項の時系列が表示されている（図5-31）．

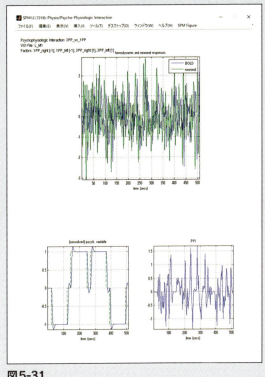

図5-31

9 この処理が完了すると，sub2の「work2」フォルダ内に，「PPI_3PP_vs_1PP」という名称のPPI回帰子のファイルが作成・保存されていることが確認できる（**図5-32**）．

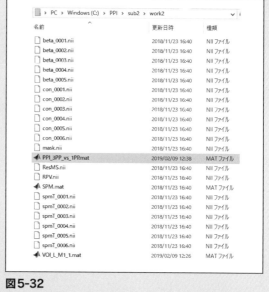

図5-32

3 デザインマトリクスの作成

1 Menuウィンドウの「Specify 1st-level」をクリックすると（**図5-33**），Batch Editorが立ち上がる（**図5-34**）．

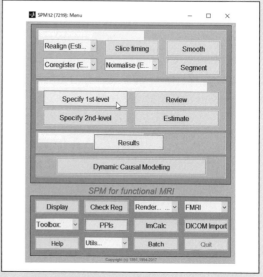

図5-33

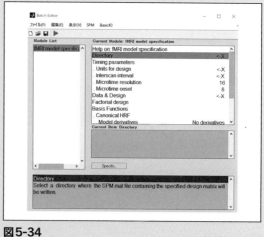

図5-34

2 ここで,「Directory<-X」をダブルクリックするか「Specify」をクリックすると(**図5-34**),ファイル選択ウィンドウが立ち上がるので,「C:¥PPI¥sub2」の中にある「PPI2」フォルダを指定し(**図5-35**),「Done」をクリックする.

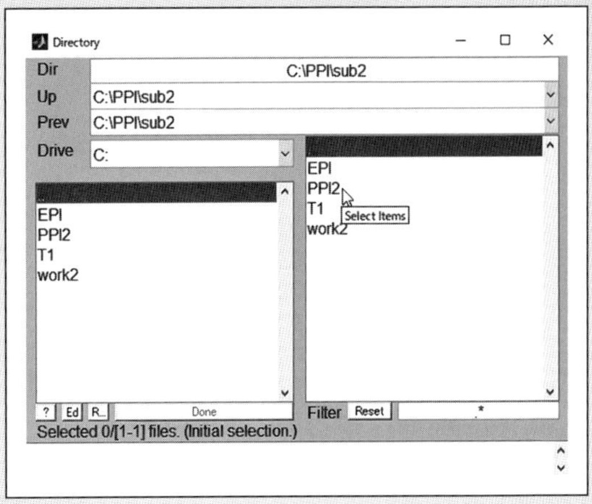

図5-35

3「Timing Parameters」の各項目の設定は,「第2章の43頁,▶脳活動の個人解析❶」と同様の手順で行う.すなわち,「Units for design」には「Scans」を,「Interscan interval」には「2.5」を入力する.さらに,「Data & Design」をダブルクリックする(**図5-36**).

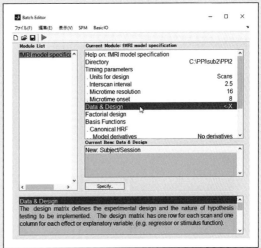

図5-36

4 ここで，「Scans<-X」には，PPI解析で用いる前処理が完了した脳機能画像データすべてを指定する（**図5-37**）．「Scans」をダブルクリックするとファイル選択ウィンドウが立ち上がるので，被験者2の「EPI」フォルダ（「C：¥PPI¥sub2¥EPI」）に移動して，「Smoothing」までの前処理が完了したファイル（「swusub2_001.nii,1」〜「swusub2_204.nii,1」）をすべて選択し（**図5-38**），「Done」をクリックする．

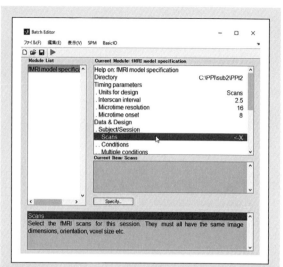

図5-37

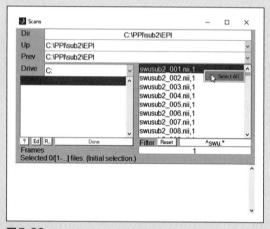

図5-38

5 次に，2で作成したPPI回帰子をデザインマトリクスに組み込むのだが，その前に2で作成したPPI回帰子のファイルをMatlab上に読み込んでおく必要がある．そのためには，まずMatlabのコマンドウィンドウを表示し，プロンプト（>>）のあとに「load PPI_3PP_vs_1PP」と入力し，Enterキーを押す（**図5-39**）．この操作は，3の最初に行っておいても問題ないが，この後の7を実行する前には必ず行っておかなければならない．ここは間違いやすいので，特に注意してほしい．

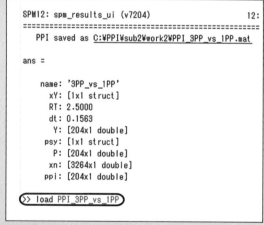

図5-39

6 ここで，「Regressors」をクリックすると，Current Item：Regressors内に「New：Regressor」と表示される（**図5-40**）．

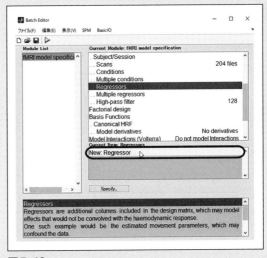

図5-40

7 この「New：Regressor」を3回クリックすると，「Current Module：fMRI model specification」内に，3個の「Regressor」が表示される（**図5-41**）．

この3個のRegressorに，最初から順番に，「心的過程 (Psychological)」，「SeedのfMRI信号 (Physiological)」，「両者の交互作用 (Interaction)」を入力していくことになる (140頁の (1) 式)．

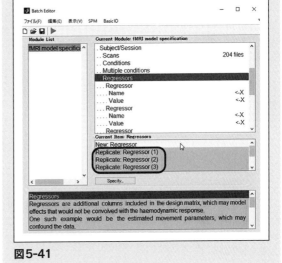

図5-41

8 まず，1番目のRegressorの「Name<-X」をダブルクリックすると，「Name」のウィンドウが立ち上がるので，この項は「心的過程」を表すので「Psycho」と入力し，OKをクリックする（**図5-42**）．

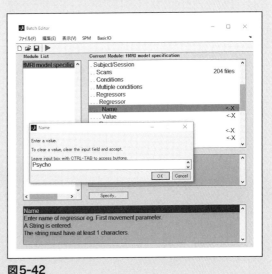

図5-42

⑨ 次に,「Value<-X」ダブルクリックすると,「Value」のテキスト入力用ボックスが立ち上がるので「PPI.P」と入力し,「OK」をクリックする(**図5-43**).

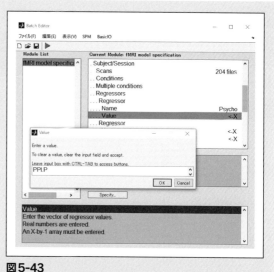

図5-43

⑩ 同様に,2番目のRegressorの「Name<-X」をダブルクリックすると,「Name」ウィンドウが立ち上がるので,「Physio」と入力し,「OK」をクリックする(**図5-44**).

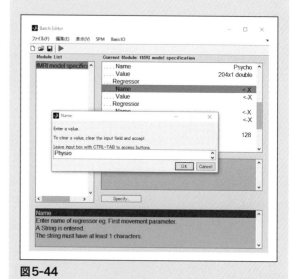

図5-44

⑪ そして,「Value」をダブルクリックして「PPI.Y」と入力し,「OK」をクリックする(**図5-45**).

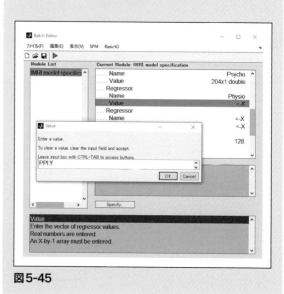

図5-45

12 同様に，3番目のRegressorの「Name <-X」をダブルクリックし，「Interaction」と入力し，「OK」をクリックする（**図5-46**）．

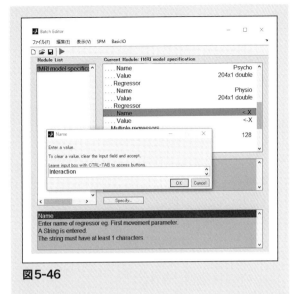

図5-46

13 そして，「Value<-X」をダブルクリックし「PPI.ppi」と入力し，「OK」をクリックする（**図5-47**）．

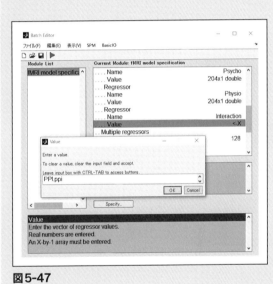

図5-47

14 以上の操作で，PPIの「fMRI model specification」の設定は完了したので，Batch Editorの「▷」をクリックする（**図5-48**）．

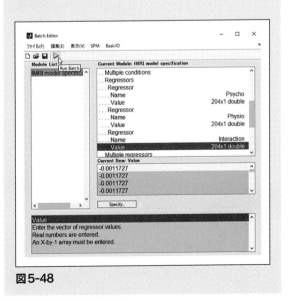

図5-48

15 すると，Graphicsウィンドウにデザインマトリクスがグレースケールで表示される（図5-49）．このマトリクスは，左から，心的過程を表す「Psycho」，Seedの活動をあらわす「Physio」，心的過程とSeedの活動との交互作用を表す「Interaction」に対応するそれぞれの回帰子が時系列として表示されている（図5-49）．

16 以上の処理が完了すると，PPIの「fMRI model specification」に関する情報は「SPM.mat」ファイルとして「PPI2」フォルダ内に自動的に保存される．

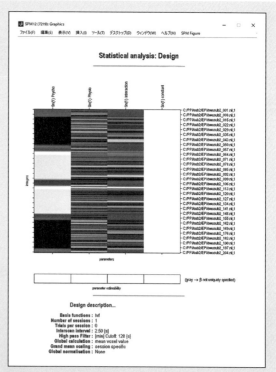
図5-49

4 偏回帰係数の推定

1 Menuウィンドウの「Estimate」をクリックして（図5-50），Batch Editorを立ち上げる（図5-51）．

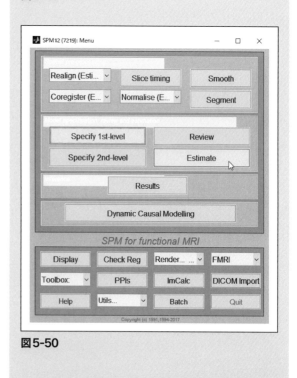
図5-50

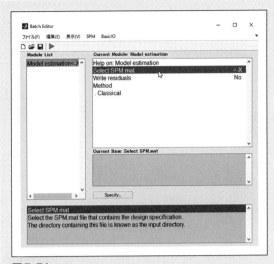

図5-51

2 ここで、「Select SPM.mat<-X」をダブルクリックすると、ファイル選択ウィンドウが立ち上がるので、「PPI2」(「C:¥PPI¥sub2¥PPI2」) フォルダ内に保存されている「SPM.mat」ファイルを選択し(**図5-52**)、「Done」をクリックする.

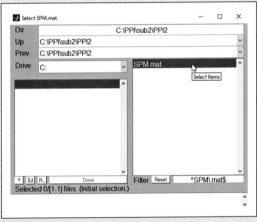

図5-52

3 さらに、「▷」をクリックして、「Estimation」処理を実行する(**図5-53**).

4 以上の処理が完了すると、それぞれの回帰子の偏回帰係数が計算され、**3**で作成された「SPM.mat」ファイルが自動的に上書きされる.

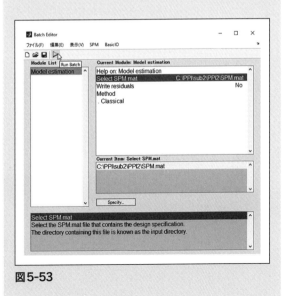

図5-53

5 有意性の検定と結果の表示

1 Menuウィンドウの「Results」をクリックする(図5-54).

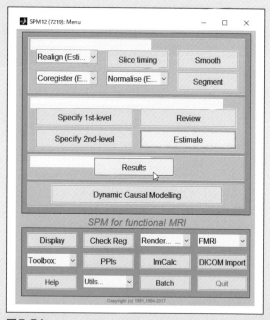

図5-54

2 すると,ファイル選択ウィンドウが表示されるので,163頁の**4**までで作成された「SPM.mat」ファイルを選択して,「Done」をクリックする(図5-55).

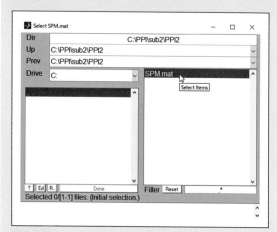

図5-55

3 すると,「SPM contrast manager」が立ち上がるので(図5-56),「Define new contrast」をクリックしてウィンドウを切り替える.

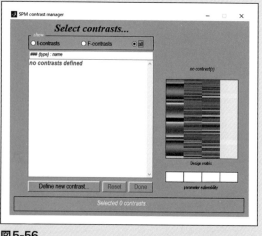

図5-56

4 ここで，「name」に「(3PP_vs_1PP)*L_M1」と入力する．「type」で「t-contrast」にチェックが入っていることを確認したら，中央の「contrast」の入力ボックスに「0 0 1」と入力する（数字と数字の間は半角のスペース）．そして，「submit」をクリックするとPPI項に正の係数の棒グラフが表示されるので，「OK」をクリックする（図5-57）．PPIでは，心的処理過程とSeedの活動との交互作用が他の脳領域の活動にどのような影響を及ぼすかについて検討を行うので，3で作成した3番目の回帰子であるPPI項に対応する偏回帰係数についてのみ検定を行えばよい（140頁の(2)式）．

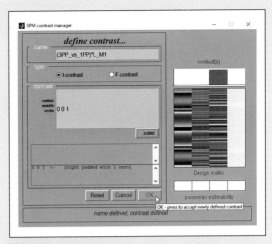

図5-57

5 元の「SPM contrast manager」の画面に戻るので，「001{T}：(3PP_vs_1PP)*L_M1」を選択して（図5-58），「Done」をクリックする．

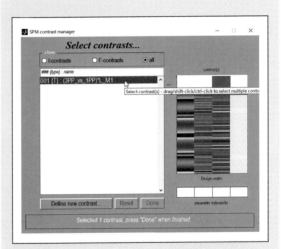

図5-58

6 Resultsウィンドウにおいて，「apply masking」では「none」を選択し，「p value adjustment to control」でも「none」を選択し，有意水準「threshold {T or p value}」はデフォルトの「0.001」のままで，さらに「& extent threshold {voxels}」には「10」と入力し（図5-59），Enterキーを押す．

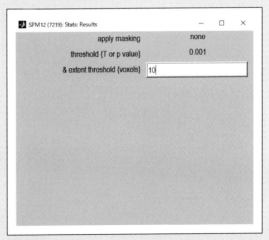

図5-59

7 すると，Graphicsウィンドウには，被験者2の左一次運動野をSeedとした時のPPI解析の結果が表示される（**図5-60**）．すなわち，1PP条件に比べて3PP条件において左一次運動野（L_M1）と機能的結合性が高まる脳領域がここに示されたことになる．しかしながら，この段階では統計学的に有意とは言えないので，あらためてクラスタレベルの検定（$p<0.05$ FWE補正，CTF/CDT＝0.001）を行う．クラスタレベルの検定を行う際のクラスタサイズの閾値は，**図5-60**の表の下に表示されている「FWEc」の値を読めばよい（第2章の54頁）．

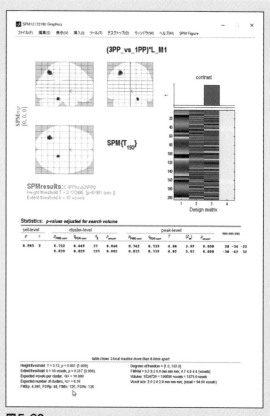

図5-60

8 この場合，「FWEc＝125」となっているので，再度「Results」をクリックし，「SPM.mat」を選択し，「SPM contrast manager」の画面上で「001{T}：(3PP_vs_1PP)＊L_M1」を選択して，「Done」をクリックする．Resultsウィンドウにおいて「apply masking」で「none」を選択し，「p value adjustment to control」でも「none」を選択し，有意水準「threshold{T or p value}」にはデフォルトの「0.001」のままで，そして「& extent threshold {voxels}」にはあらためて「125」と入力し，Enterキーを押す（**図5-61**）．

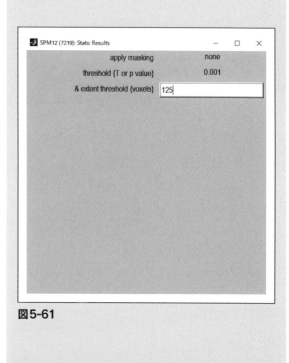

図5-61

9 すると，図5-62のように，クラスタレベルの検定（$p<0.05$ FWE補正，CTF/CDT＝0.001）の結果が表示される．ここでは，ひとつのクラスタだけが有意となった．このクラスタのピークにカーソルを移動し（図5-63），T1標準脳と重ねてみると（第2章の57頁），このクラスタは，左半球の上頭頂領域から頭頂間溝に渡る脳領域に対応していることが確認できる（図5-64）．

文献

1) Hardwick RM, et al：A quantitative meta-analysis and review of motor learning in the human brain. Neuroimage, 67：283-297, 2013.

（渡辺 塁，菊池吉晃）

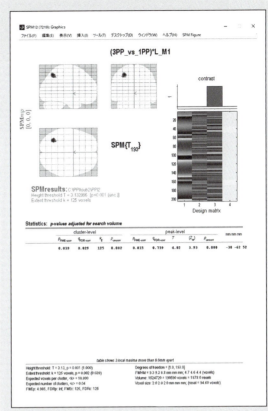

図5-62

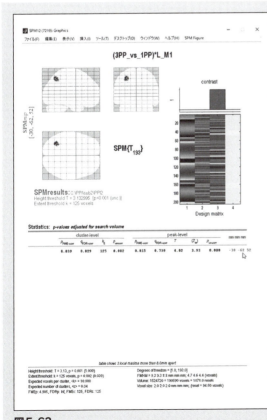

図5-63

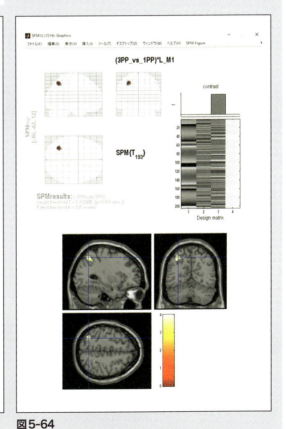

図5-64

索　引

和　文

い

インパルス　8
インパルス応答　8
閾値の設定　132
一般線形モデル　7, 8

か

回帰子　7
　　——の設定　152
灰白質　6
解析レベル補正p値　132
外側頭頂皮質　90
角回　90
関心領域　92

き

帰無仮説　10
基底関数　8
機能的結合　90
　　——の個人解析　125
　　——の集団解析　129
機能的結合解析　90
機能的結合研究　90
逆畳み込み積分　9

く

クラスタレベルの多重比較検定
　　　　　　　　　　　　　12
グループ間比較　130
空気　6

け

血液動態関数　9
結果の表現　50
結果の表示　164
楔前部　90

こ

コントラスト　10
　　——の作成　50
コントラストファイルの指定　64
固定効果　11
個人解析　11

後帯状皮質　90
交絡因子　120
剛体変換　5

さ

最大スキャン間移動　116

し

シミュレーション波形　9
次元　122
時系列的前処理　120
集団解析　11, 61
集団解析結果の表示　67
衝撃　8
心的過程　140
心理生理学的交互作用　140
神経活動　9, 141

す

ずれの補正　4
推定　66
頭蓋骨　6

せ

セッションの数　24
セットアップ　97
説明変数　7
線型変換　5, 6

そ

相互情報量　6

た

タスクの影響　123
多項式展開　122
多重比較検定　14
対立仮説　10
畳み込み積分　9

て

データの選択方法　21
デザインマトリクス　7, 8
　　——の作成　61, 156
デノイジング　109, 120

デフォルトモードネットワーク
　　　　　　　　　　　　　90
デルタ関数　8

と

独立変数　7

な

内側前頭前皮質　90
軟部組織　6

の

ノンパラメトリック検定　14, 71
脳スライス全体　59
脳の断面図　56
脳解剖画像　6
　　——の分解　6
脳活動の個人解析　43
脳活動の集団解析　61
脳活動の定式化　7
脳活動の表現　56
脳活動の有意性検定　13
脳機能画像の動きの補正　4
脳機能画像の空間的平滑化　6
脳機能画像の標準化　6
脳機能画像への登録　6
脳脊髄液　6
脳表層　57

は

バグの修正　16
パーミュテーションテスト　132
パス設定　17
パラメトリック検定　14
白質　6
外れ値検出　104, 105
半値全幅　6
半値幅　6

ひ

非線形変換　6
被験者間因子　117
微分次数　122
左一次運動野　141

169

ふ

フォルダの移動　21
ブロックデザイン　7
プログラムの更新　16

へ

変換マップ　6
変量効果　11
偏回帰係数　10
　　——の推定　162

ほ

ボクセルレベルの多重比較検定
　　　　　　　　　　　　12

補正なしp値　132
補正処理　5

ま

前処理　4, 20

む

無効スキャン数　116

ゆ

有意性の検定　164
有効スキャン数　116
歪みの補正　5

り

リゼル　13

れ

レスト　7

数　字

1st-level analysis　11, 43, 125
1次解析　11
2nd-level analysis　11, 61, 129
2次解析　11
3次元ガウス型フィルター　6

欧　文

A

aCompCor法　120
Affine変換　6
AG　90
analysis-level correction　132
Angular Gyrus　90
ART　104

B

Basic　97
basis function　8
Basis Functions　48
Batch処理　35

C

c1　6
c2　6
c3　6
c4　6
c5　6
c6　6
CDT　14
CFT　14
Cluster Defining Threshold　14
Cluster Forming Threshold　14
Computation　79
Conditions　112
Confounds　120

CONN　91
　　——の設定　92
contrast　10
Convolution　9
Coregistration　6, 25
Co-registration Joint Histogram
　　　　　　　　　　　　　6
Covariates 1st-level　112
Covariates 2nd-level　116
CSF　109

D

Deconvolution　9
Default Mode Network　90
Define thresholds　132
Deformation Filed　6, 32
Denoising　109, 120
Dependency　37
despiking　123
detrending　123
DMN　90
Duration　47, 112

E

eigenvariate　148
Estimation　66
Estimation Options　23

F

FDR report　82

Filename Prefix　23
Filter　27
fixed effects　11
fMRI model specification　43
fMRIデータ　2
　　——のディレクトリ構成　19
　　——のフォルダ配置　19
　　——の解析　2, 15
fMRIを用いた脳機能研究　2
fMRI実験　2
fMRI信号の時間変化　10
Full Width at Half Maximum　6
Functional　101
Functional Connectivity　90
FWE　13
FWE report　82
FWHM　6

G

General Linear Model　8
GLM　8
　　——の回帰子　9
Grey Matter　109
group analysis　11

H

H_0　140
Hemodynamic Response
　　Function　9
High-pass filter　48

HRF 9

I

ICBM 6
impulse 8
impulse response 8
individual analysis 11
Inference 81
International Consortium for
　Brain Mapping 6

L

L M1 141
Lateral Parietal Cortex 90
Left primary motor cortex 141
LP 90

M

MATLABのバージョン 17
Medial Prefrontal Cortex 90
maximum intensity projection
　　　　　　　　　　　　53
MIP 53
MNI 6
MNI標準脳 6
Model estimation 49
Montreal Neurological Institute
　　　　　　　　　　　　6
MPFC 90
Multiple regressors 48
mutual information 6

N

Neural activity 9, 141
Normalisation 6, 31
Num Passes 23

O

Onset 46, 112
Options 117
Overfitting 6

P

Parametric Modulations 48
PCC 90
Permutation Distribution 83
p-FDR 132

p-FDR（seed-level correction）
　132
Posterior Cingulate Cortex 90
PPI（Psychophyisological
　Interaction） 4
PPI（*t*） 141
　——の計算方法 141
PPI.P 160
PPI.ppi 161
PPI.Y 160
PPI解析 140
　——のためのディレクトリ構成
　　　　　　　　　　　　143
　——の帰無仮説 140
Precuneus 90
Preprocessing 4, 20, 104
Pseudo-t 84
Psychological process 140
Psychophysiological Interaction
　　　　　　　　　　　　140
p-uncorrected 132

Q

QA_InvalidScans 116
QA_MaxMotion 116
QA_ValidScans 116
Quality 23

R

random effects 11
Random Field Theory 13
Realign 4
Realignment 4, 20
Reference Image 26
Region of interest 92, 108
Regularisation 6
Resel 13
resolution element 13
Repetition time 44
ROI 92
ROI to ROI解析 92, 129
ROIs 108

S

scrubbing 105
Seed 92, 144
　——の設定 144

Seed to Voxel解析 92, 134
Seed レベル補正p値 132
Segmentation 6, 29
Serial correlations 48
Setup 97
shearing 6
Smoothing 6, 33
SnPM13 71
　——によるノンパラメトリック
　　集団解析 71
　——の設定 71
Source image 28
Specification 74
SPM12 2
　——によるfMRIデータ解析
　　　　　　　　　　　　2, 15
　——によるPPI解析 142
　——のダウンロード 15
　——のマニュアル 16
　——の起動 18
　——の使い方 15
　——の設定 15
stretching 6
Structural 98

T

T1画像 6
Tissue Probability Map 6
TPM 6
TR 3
TR 44

U

uncorrected 13
Unwarp 5
Unwarping 5
Unwarping Reslicing Options
　　　　　　　　　　　　23

V

VOI 149

W

Warping 6
White Matter 109

付録：解析用fMRIデータの入手について

　以下の医歯薬出版Webサイトにアクセスし，パスワードを入力すると，本書の第2章「SPM12によるfMRIデータ解析」，第3章「SnPM13によるfMRIデータ解析」，第4章「CONNによる機能的結合解析」，第5章「PPIの解析」で使用するfMRIデータをダウンロードすることができます．

　　ダウンロード先URL：https://www.ishiyaku.co.jp/ebooks/266010/
　　パスワード：d12mps

　本書で使用するfMRIデータは，「Block Design」，「DMN」，「PPI」という名称の圧縮フォルダとして用意されています．本書では，これらをダウンロードし，解凍したフォルダをご自分のPCのCドライブに移動し使用することを想定しています．fMRIデータのフォルダの内容や構成については，本書の各該当章（第2章と第3章の「Block Design」，第4章の「DMN」，第5章の「PPI」）をご参照ください．fMRIデータファイルはすべてNIfTI形式ですのでSPM12，SnPM13，CONNのGUI上で自由に取り扱うことができます．

　なお，本書において解析に使用したPCは，HP810-290jp（Intel（R）Core（M）i7-4960X CPU @ 3.60GHz RAM32.0MB）です．

【編著者略歴】

菊池　吉晃（医学博士，工学博士）

1980年　東京大学工学系大学院修士課程修了
　　　　東京医科歯科大学難治疾患研究所助手
1984年　東京医科歯科大学難治疾患研究所講師
1998年　東京都立保健科学大学教授
2005年　首都大学東京大学院人間健康科学研究科教授

すぐに使える！
fMRIデータの脳活動・機能的結合性の解析
SPM，SnPM，CONNを使いこなす　　　ISBN978-4-263-26601-4

2019年8月5日　第1版第1刷発行

　　　　　　　　　　　　　　　　　　　編著者　菊　池　吉　晃
　　　　　　　　　　　　　　　　　　　発行者　白　石　泰　夫

発行所　**医歯薬出版株式会社**

〒113-8612　東京都文京区本駒込1-7-10
TEL.（03）5395-7628（編集）・7616（販売）
FAX.（03）5395-7609（編集）・8563（販売）
https://www.ishiyaku.co.jp/
郵便振替番号 00190-5-13816

乱丁，落丁の際はお取り替えいたします．　　　　印刷・真興社／製本・皆川製本所

© Ishiyaku Publishers, Inc., 2019. Printed in Japan

本書の複製権・翻訳権・翻案権・上映権・譲渡権・貸与権・公衆送信権（送信可能化権
を含む）・口述権は，医歯薬出版（株）が保有します．
本書を無断で複製する行為（コピー，スキャン，デジタルデータ化など）は，「私的使用
のための複製」などの著作権法上の限られた例外を除き禁じられています．また私的使用
に該当する場合であっても，請負業者等の第三者に依頼し上記の行為を行うことは違法と
なります．

[JCOPY]＜出版者著作権管理機構　委託出版物＞
本書をコピーやスキャン等により複製される場合は，そのつど事前に出版者著作権管
理機構（電話03-5244-5088，FAX 03-5244-5089，e-mail：info@jcopy.or.jp）の許諾を得
てください．